L'infermiera

di Neurologia

La Guida completa

SILVIA REALI

Indice dei contenuti

« *Ogni azione, ogni movimento, persino il pensiero più elementare, è un prodigio in sé. È il risultato della straordinaria sincronizzazione di miliardi di neuroni.* »

Capitolo 1

INTRODUZIONE ALLA NEUROLOGIA

Breve storia della neurologia

La neurologia, l'affascinante disciplina medica che si occupa dello studio del sistema nervoso, ha percorso una strada lunga e complessa attraverso i secoli per arrivare alla comprensione odierna dei misteri del cervello e dei nervi. Immergiamoci in questa storia, che è molto più di una semplice cronologia di eventi, poiché riflette l'evoluzione della nostra comprensione di noi stessi.

Nell'antichità, gli Egizi, i Greci e i Romani gettarono le basi di quella che sarebbe diventata la neurologia. Gli Egizi, ad esempio, avevano già conoscenze anatomiche avanzate, come testimonia il famoso papiro di Edwin Smith, che menziona osservazioni di lesioni cerebrali traumatiche. Tuttavia, fu Ippocrate, il padre della medicina, ad affermare nel V secolo a.C. che era il cervello, e non il cuore, la sede delle nostre emozioni e dei nostri pensieri. Un'idea rivoluzionaria all'epoca!

Nel corso dei secoli, con l'avvento del Rinascimento, lo studio del sistema nervoso è stato gradualmente perfezionato grazie a pionieri come Leonardo da Vinci, che ha prodotto schizzi dettagliati del cervello umano. Tuttavia, fu nel XVII secolo, con il lavoro di Thomas Willis, spesso definito il 'padre della neurologia', che la disciplina decollò davvero. Willis non solo identificò e nominò diverse strutture cerebrali, ma gettò anche le basi per un approccio clinico all'esame neurologico.

L'era moderna della neurologia è iniziata seriamente nel XIX secolo, un periodo di effervescenza scientifica in cui la tecnologia e la curiosità convergevano per svelare i segreti del cervello. Figure iconiche come Jean-Martin Charcot e Sir William Gowers non solo hanno definito molte delle malattie neurologiche che riconosciamo oggi, ma hanno anche gettato le basi per i principi clinici e diagnostici della neurologia moderna.

Il ventesimo secolo ha visto una rivoluzione nella comprensione e nel trattamento delle malattie neurologiche. La scoperta dell'elettroencefalogramma, l'introduzione della risonanza magnetica (MRI) e i progressi della genetica hanno aperto una visione senza precedenti del funzionamento e della disfunzione del sistema nervoso.

Oggi la neurologia si trova a un bivio tra tradizione e innovazione. Attinge al suo ricco passato, ma guarda con determinazione al futuro, con la promessa di terapie geniche, neuroprotesi e altri progressi che sembrano uscire direttamente da un romanzo di fantascienza.

Quindi, lungi dall'essere una disciplina statica, la neurologia è un campo vivo e in costante evoluzione, che riflette la continua ricerca dell'umanità di comprendere l'organo più misterioso e complesso del nostro corpo: il cervello.

Le principali malattie neurologiche

Sebbene la neurologia sia una branca specializzata della medicina, copre uno spettro impressionante di malattie che colpiscono il sistema nervoso. Queste condizioni sorprendentemente diverse sono tanto varie nei loro sintomi quanto nelle loro origini. Comprenderle significa, in un certo senso, cercare di decifrare gli enigmi del nostro cervello e dell'intero sistema nervoso.

L'incidente cerebrovascolare (CVA) è senza dubbio uno dei disturbi più noti. Si verifica quando il flusso sanguigno verso o all'interno del cervello viene interrotto, privando i neuroni dell'ossigeno e causando danni, talvolta irreversibili. I principali tipi di ictus sono l'ictus ischemico, causato da un coagulo di sangue che blocca un vaso sanguigno, e l'ictus emorragico, causato dalla rottura di un vaso sanguigno.

La malattia di Alzheimer, una forma degenerativa di demenza, ha un forte impatto sulla memoria, sul ragionamento e sul comportamento. Si insinua lentamente, erodendo gradualmente la mente e la personalità delle persone affette. È caratterizzata dall'accumulo anomalo di proteine nel cervello, che formano placche e grovigli.

La sclerosi multipla è una malattia autoimmune in cui il sistema immunitario attacca la guaina mielinica che circonda i neuroni, interrompendo la trasmissione dei segnali elettrici. Spesso progredisce in ricadute, con periodi di remissione.

La malattia di Parkinson, un'altra patologia neurodegenerativa, colpisce il movimento. È causata dalla morte progressiva dei neuroni produttori di dopamina nel cervello. Tremori, rigidità e bradicinesia sono i segni principali.

L'epilessia si riferisce a una serie di disturbi caratterizzati da crisi epilettiche ricorrenti. Queste crisi sono causate da un'improvvisa iperattività elettrica del cervello. Possono manifestarsi in vari modi, dall'assenza momentanea alle convulsioni violente.

L'emicrania, più che un semplice mal di testa, è un disturbo neurologico cronico. Si manifesta con attacchi di cefalea intensa, spesso accompagnati da nausea, vomito e maggiore sensibilità alla luce o al rumore.

Altre condizioni, come la **neuropatia periferica**, la **miastenia grave** e i **tumori cerebrali**, illustrano la diversità delle malattie che la neurologia deve coprire.

Queste malattie, ciascuna a suo modo, ci ricordano quanto il nostro sistema nervoso possa essere robusto e fragile allo stesso tempo. Sottolineano anche l'importanza della ricerca in corso per comprenderle meglio e, auspicabilmente, un giorno superarle una volta per tutte.

L'importanza dell'infermiere di neurologia

L'infermiere di neurologia è un attore chiave, spesso in prima linea quando si tratta delle sfide uniche poste dai disturbi del sistema nervoso. Il suo ruolo non è semplicemente una serie di compiti tecnici, ma fa parte di una dimensione umana e terapeutica che è essenziale per la cura dei pazienti affetti da malattie neurologiche.

1. Monitoraggio clinico: i pazienti neurologici possono presentare sintomi e segni clinici sottili o improvvisi, come cambiamenti nella funzione motoria, nel linguaggio, nella cognizione o nei sensi. Grazie alla loro formazione ed esperienza, gli infermieri sono in grado di rilevare questi cambiamenti, che a volte sono impercettibili per i non addetti ai lavori, e di avvertire tempestivamente il team medico.

2. Somministrazione del trattamento: che si tratti di somministrare farmaci anticonvulsivi, trattamenti dopaminergici o iniezioni intratecali, l'infermiere svolge un ruolo cruciale. Non solo si assicura che il trattamento sia somministrato correttamente, ma monitora anche gli effetti collaterali e l'efficacia del trattamento.

3. Educazione e supporto: comprendere la malattia neurologica, le sue implicazioni e il trattamento può essere un compito scoraggiante per i pazienti e le loro famiglie.

L'infermiere funge da ponte, offrendo spiegazioni chiare, rispondendo alle domande e rassicurando il paziente.

4. Riabilitazione: in condizioni come il post-ictus o l'intervento chirurgico al cervello, l'infermiere lavora a stretto contatto con fisioterapisti, logopedisti e altri professionisti della riabilitazione per garantire che il paziente recuperi al meglio delle sue capacità.

5. Gestione del dolore: molte condizioni neurologiche possono essere dolorose, dal dolore neuropatico al mal di testa cronico. Gli infermieri svolgono un ruolo essenziale nella valutazione del dolore e nella somministrazione di trattamenti analgesici appropriati.

6. Sostegno emotivo: affrontare una malattia neurologica può essere destabilizzante e ansiogeno. Gli infermieri offrono un supporto emotivo, ascoltando i pazienti, rassicurandoli e aiutandoli a superare questo periodo difficile.

7. Collaborazione interdisciplinare: in neurologia, l'assistenza al paziente è spesso il risultato della collaborazione tra vari specialisti. L'infermiere facilita questa collaborazione, garantendo una comunicazione fluida ed efficace tra le varie parti coinvolte.

L'infermiere di neurologia, grazie alla sua competenza, alla sua compassione e alla sua dedizione, è molto più di un ausiliario medico. Sono i custodi del benessere dei pazienti, gli architetti del loro recupero e i testimoni quotidiani della forza e della resilienza umana di fronte alle avversità neurologiche. Il loro valore è inestimabile e li rende un pilastro essenziale dell'assistenza neurologica.

Capitolo 2

L'AMBIENTE DEL REPARTO DI NEUROLOGIA

Organizzazione e struttura
un reparto di neurologia

Il reparto di Neurologia è un'entità complessa che richiede un coordinamento e una strutturazione rigorosi per soddisfare le esigenze specifiche dei pazienti con disturbi neurologici. Ogni elemento di questa organizzazione lavora insieme per fornire un'assistenza olistica e multidimensionale.

1. Aree di accoglienza e di valutazione:
   - **Unità di emergenza neurologica:** dedicata al trattamento di emergenze come ictus o crisi epilettiche acute.
   - **Consultazioni ambulatoriali:** per i pazienti che necessitano di un follow-up regolare senza ricovero.
2. Unità di cura specializzate:
   - **Stroke unit:** specifica per i pazienti colpiti da ictus, con attrezzature e team dedicati.
   - **Unità di neurologia generale:** per un'ampia gamma di malattie neurologiche.
   - **Unità disturbi del movimento: si** concentra su condizioni come la malattia di Parkinson.
   - **Unità di neuroimmunologia:** per malattie come la sclerosi multipla.
3. Piattaforme diagnostiche:
   - **Laboratorio di neurofisiologia:** dove vengono eseguiti EEG, EMG e altri test diagnostici.
   - **Imaging medico:** offre risonanze magnetiche, scansioni e talvolta scansioni PET, essenziali per la diagnosi di molte patologie neurologiche.
4. Servizi di rieducazione e riabilitazione:
Focalizzati sul recupero funzionale e sulla riabilitazione dei pazienti, questi servizi includono fisioterapia, logopedia, fisioterapia e molti altri.

5. Spazi per il sostegno e il benessere:
- **Sale di riposo:** per i pazienti e le loro famiglie.
- **Aree di consulenza:** per il supporto psicologico e l'orientamento.

6. Il team medico:
- **Neurologi: i** piloti del reparto, specialisti in malattie neurologiche.
- **Infermieri di neurologia: si** dedicano alla cura e al monitoraggio quotidiano dei pazienti.
- **Tecnici di laboratorio:** per la diagnostica specialistica.
- **Assistenti di cura:** Forniscono assistenza e supporto di base.
- Terapisti occupazionali, fisioterapisti e altri specialisti della riabilitazione: essenziali per il recupero funzionale dei pazienti.
- **Neuropsicologi: si** concentrano sugli aspetti cognitivi ed emotivi dei disturbi neurologici.
- **Assistenti sociali:** aiutano i pazienti e le loro famiglie a superare le sfide non mediche associate alla malattia.

7. Ricerca e sviluppo:
Nei centri universitari e in alcuni ospedali, le unità di ricerca sono dedicate allo studio delle malattie neurologiche, alla ricerca di nuovi trattamenti e approcci terapeutici.

La struttura di un reparto di neurologia è come un'orchestra ben accordata: ogni componente, ogni individuo, ha il suo ruolo specifico, ma tutti lavorano insieme in armonia per il benessere e il recupero dei pazienti. Il loro obiettivo comune è fornire un'assistenza completa, dalla diagnosi iniziale fino alla riabilitazione, garantendo il miglior risultato possibile per ogni paziente.

Il team medico e paramedico : ruoli e interazioni

In un reparto di neurologia, il team medico e paramedico è un gruppo eterogeneo di professionisti che, pur avendo competenze diverse, collaborano per fornire un'assistenza ottimale al paziente. Capire il ruolo di ciascun membro e il modo in cui interagiscono è essenziale per comprendere le dinamiche generali del reparto.

1. Neurologi:
   - **Ruolo: si tratta di** specialisti in disturbi neurologici. Valutano, diagnosticano, trattano e monitorano i pazienti.
   - **Interazioni:** lavorano a stretto contatto con gli infermieri per monitorare i progressi del paziente, con i tecnici di laboratorio per interpretare i risultati dei test e con il team di riabilitazione per elaborare piani di cura appropriati.
2. Infermieri di neurologia:
   - **Ruolo: sono** responsabili dell'assistenza quotidiana, del monitoraggio clinico, della somministrazione di trattamenti e spesso dell'educazione del paziente.
   - **Interazioni:** gli infermieri sono in costante comunicazione con i neurologi sulle condizioni dei pazienti. Lavorano anche in sinergia con gli assistenti e collaborano con gli specialisti della riabilitazione.
3. Tecnici di laboratorio:
   - **Ruolo:** eseguono esami diagnostici come l'EEG e l'EMG.
   - **Interazione:** forniscono i risultati ai neurologi per l'interpretazione e collaborano con gli infermieri per eseguire i test.
4. Assistenti di cura:
   - **Ruolo:** forniscono assistenza di base, aiutano il paziente nella mobilità, nell'igiene e nell'alimentazione.

- **Interazione:** lavorano sotto la supervisione degli infermieri e sono in contatto frequente con i pazienti e le loro famiglie.

5. Terapisti occupazionali, fisioterapisti e fisioterapisti:
   - **Ruolo:** aiutano la riabilitazione e il recupero funzionale dei pazienti, lavorando sulla mobilità, sulla forza, sulla coordinazione o su abilità specifiche.
   - **Interazione:** elaborano piani di riabilitazione in collaborazione con neurologi e infermieri e forniscono un feedback regolare sui progressi dei pazienti.

6. Neuropsicologi:
   - **Ruolo:** valutano e trattano i disturbi cognitivi, emotivi e comportamentali associati alle condizioni neurologiche.
   - **Interazione:** condividono le loro osservazioni con l'équipe medica e possono suggerire interventi o adattamenti specifici.

7. Assistenti sociali:
   - **Ruolo:** forniscono un supporto non medico, aiutando i pazienti e le loro famiglie a gestire gli aspetti sociali e finanziari della malattia.
   - **Interazioni: collaborano** con infermieri e medici per garantire che vengano prese in considerazione le esigenze olistiche del paziente.

8. Farmacisti:
   - **Ruolo:** forniscono consulenza sui farmaci e sui loro effetti collaterali e monitorano le interazioni farmacologiche.
   - **Interazioni:** lavorano in collaborazione con i neurologi per ottimizzare il regime farmacologico e informare gli infermieri sulla somministrazione dei farmaci.

L'equilibrio e l'efficacia di questo team si basano su una comunicazione fluida e sulla comprensione reciproca dei ruoli e delle responsabilità di ciascun membro. Ogni membro contribuisce al team e insieme assicurano che ogni paziente riceva un'assistenza completa e personalizzata. Questa collaborazione interprofessionale è la chiave per un trattamento neurologico di successo.

Attrezzature specialistiche per la neurologia

La neurologia, in quanto disciplina medica incentrata sulla diagnosi, il trattamento e la ricerca delle malattie del sistema nervoso, richiede un'attrezzatura specializzata. Queste apparecchiature forniscono informazioni precise sull'anatomia, la fisiologia e la patologia del sistema nervoso. Ecco una panoramica delle principali apparecchiature utilizzate in questo campo:

1. Imaging medico:
   - **Tomografia computerizzata (TC):** utilizzata per ottenere immagini dettagliate del cervello e del midollo spinale, è essenziale per rilevare anomalie come tumori, emorragie o lesioni.
   - **Risonanza magnetica (RM):** fornisce immagini ad alta risoluzione delle strutture nervose ed è particolarmente utile per visualizzare le lesioni o le malattie demielinizzanti come la sclerosi multipla.
   - **Tomografia a emissione di positroni (PET):** utilizzata nella ricerca e talvolta nella pratica clinica, la PET misura l'attività metabolica del cervello.
2. Apparecchiature per la neurofisiologia clinica:
   - **Elettroencefalogramma (EEG):** Misura l'attività elettrica del cervello, utile per diagnosticare e monitorare condizioni come l'epilessia.
   - **Elettromiogramma (EMG):** Valuta l'attività elettrica dei muscoli per diagnosticare i disturbi neuromuscolari.
   - **Potenziali evocati:** misurano la risposta elettrica del cervello a stimoli specifici, consentendo di valutare la funzione di determinate vie nervose.

3. Attrezzatura per l'intervento:
- **Microscopi chirurgici:** per interventi delicati sul sistema nervoso.
- **Stimolatori cerebrali profondi:** utilizzati per trattare condizioni come il morbo di Parkinson.
- **Apparecchiatura per trombectomia:** per rimuovere i coaguli di sangue in caso di ictus.

4. Attrezzature per la riabilitazione:
- **Tapis roulant con supporto di peso:** aiutano i pazienti a recuperare la mobilità dopo una lesione neurologica.
- **Robot per la riabilitazione:** vengono utilizzati per riabilitare gli arti dopo un ictus o un'altra lesione del sistema nervoso.
- **Apparecchiature per la logopedia:** per la riabilitazione del linguaggio e della deglutizione.

5. Apparecchiature di monitoraggio e cura:
- **Monitor paziente:** per il monitoraggio continuo dell'attività cerebrale nelle unità di terapia intensiva.
- **Pompe per farmaci programmabili:** per somministrare farmaci direttamente nel liquido cerebrospinale o in altre aree del corpo.

6. Strumenti di ricerca:
- **Magnetoencefalografia (MEG):** Misura l'attività magnetica del cervello, utile per individuare l'origine dell'attività cerebrale.
- **Apparecchiature per la realtà virtuale:** per studiare la cognizione e la percezione in un ambiente controllato.

Ogni apparecchiatura per la neurologia, che sia per la diagnosi, il trattamento o la ricerca, svolge un ruolo vitale nell'approfondire la comprensione del sistema nervoso e nel migliorare la qualità della vita dei pazienti. La tecnologia continua ad evolversi, offrendo possibilità sempre più sofisticate per lo studio e il trattamento delle malattie neurologiche.

Capitolo 3

LE COMPETENZE FONDAMENTALI DELL'INFERMIERE DI NEUROLOGIA

Valutazione neurologica : segni e sintomi

La valutazione neurologica è un processo sistematico progettato per identificare e interpretare i segni e i sintomi associati ai disturbi del sistema nervoso. È fondamentale per stabilire una diagnosi accurata e pianificare un trattamento adeguato. I segni sono anomalie rilevate durante l'esame fisico, mentre i sintomi sono le sensazioni e i problemi riferiti dal paziente.

1. Colloquio clinico:
Questa è la prima fase della valutazione, in cui il paziente (o una persona a lui vicina) descrive la sua storia medica, i sintomi attuali, la loro insorgenza, durata ed evoluzione e qualsiasi altro fattore rilevante.
- **Sintomi comuni:** Mal di testa, vertigini, problemi alla vista, debolezza, intorpidimento, tremori, problemi di equilibrio, difficoltà a parlare o a deglutire, problemi di memoria o di comportamento.

2. Esame fisico e neurologico:
- **Valutazione mentale:** prova l'orientamento, la memoria, l'attenzione, il calcolo e il ragionamento.
- **Funzioni craniche:** esaminare le pupille, i movimenti degli occhi, l'udito, la forza e la sensazione del viso, il gusto, la deglutizione e le espressioni facciali.
- **Forza muscolare:** verificare la forza dei diversi gruppi muscolari degli arti.
- **Sensazione:** verifica la sensazione tattile, il dolore, la temperatura, la vibrazione e la propriocezione.
- **Riflessi:** testare i riflessi profondi, superficiali e del tendine plantare.
- **Coordinazione:** valutare la capacità di eseguire movimenti alternati rapidi e test di puntamento.

- **Camminare:** osservare l'andatura, la postura e la capacità del paziente di camminare sui talloni e sulle punte, di girarsi rapidamente, ecc.

3. Segni e sintomi specifici:
   - **Emiparesi:** debolezza su un lato del corpo.
   - **Afasia:** difficoltà a parlare o a capire il linguaggio.
   - **Atassia:** mancanza di coordinazione dei movimenti.
   - **Disartria:** difficoltà ad articolare le parole.
   - **Disfagia:** difficoltà a deglutire.
   - **Nistagmo:** movimenti involontari e ritmici degli occhi.

4. Test specializzati:

   Questi esami vengono eseguiti in base ai sintomi del paziente e possono includere esami del sangue, studi di imaging (come risonanza magnetica o TAC), EEG, EMG e altri esami diagnostici per affinare la diagnosi.

5. Valutazione dei sistemi associati:

   Potrebbe essere necessario esaminare altri sistemi corporei che possono influenzare o essere influenzati dai disturbi neurologici, come i sistemi cardiovascolare, muscoloscheletrico o endocrino.

La valutazione neurologica è una combinazione di arte medica e scienza. Richiede un approccio metodico, un'osservazione attenta e un ascolto attivo. I sintomi neurologici possono spesso essere sottili e variare notevolmente da un paziente all'altro. Un'attenta valutazione ci permette di fare una diagnosi accurata, di guidare gli interventi terapeutici e di valutare la risposta al trattamento.

Tecniche di cura
specifico per la neurologia

L'assistenza ai pazienti con disturbi neurologici è una sfida unica che richiede competenze specialistiche. Gli infermieri di neurologia utilizzano una serie di tecniche per garantire un'assistenza ottimale a questi pazienti. Diamo un'occhiata più da vicino a queste tecniche specializzate:

1. Valutazione neurologica in corso:
Gli infermieri devono essere formati per effettuare esami neurologici mirati, valutando regolarmente il livello di coscienza, le capacità motorie, la sensazione, i riflessi e la funzione dei nervi cranici.

2. Gestione intracranica:
- **Monitoraggio della pressione intracranica (ICP):** comporta l'uso di dispositivi specializzati per misurare l'ICP nei pazienti a rischio.
- **Tecniche per ridurre l'ICP:** posizionamento, farmaci (come i mannitoli), iperventilazione controllata e, a volte, intervento chirurgico.

3. Gestione delle crisi:
- **Monitoraggio continuo con EEG:** consente di individuare e trattare precocemente le crisi epilettiche.
- **Somministrazione di farmaci antiepilettici:** garantire dosi adeguate e monitorare gli effetti collaterali.

4. Gestione della mobilità:
- **Terapie riabilitative:** coinvolgono la fisioterapia e la terapia occupazionale per aiutare a recuperare le funzioni dopo una lesione neurologica.
- **Prevenzione delle complicanze dell'immobilità:** come piaghe da decubito, polmonite da aspirazione e trombosi venosa profonda.

5. Assistenza respiratoria:
Nei pazienti con disturbi neurologici, è fondamentale mantenere aperte le vie aeree e monitorare la funzione respiratoria, in particolare nei pazienti intubati o con problemi di deglutizione.

6. Gestione della nutrizione:
- **Valutazione della capacità di deglutizione:** prima di somministrare cibo o liquidi.

- **Utilizzo di tecniche di alimentazione specializzate:** come tubi di alimentazione o nutrizione parenterale, per coloro che non possono deglutire.

7. Comunicazione appropriata:

Lavorare con pazienti con disturbi del linguaggio o cognitivi richiede l'uso di metodi di comunicazione non verbale, di ausili per la comunicazione o di tecniche di convalida.

8. Educazione del paziente e della famiglia:

Informare i pazienti e le loro famiglie sulla malattia, sulla prognosi, sui trattamenti e sulle tecniche di autocura è essenziale. Questo può includere dimostrazioni, discussioni e materiale scritto.

9. Gestione del dolore e del comfort:
- **Valutazione regolare del dolore:** utilizzare scale del dolore appropriate.
- **Somministrazione di analgesici:** secondo necessità e con monitoraggio degli effetti collaterali.
- **Tecniche non farmacologiche:** come il rilassamento, la distrazione o la fisioterapia.

10. Prevenzione delle complicanze secondarie:

Assistenza proattiva per prevenire infezioni, complicazioni cardiovascolari, disturbi metabolici e altre complicazioni associate al ricovero o alla malattia stessa.

La neurologia è un campo complesso che richiede un'attenzione costante e una formazione specialistica per fornire un'assistenza di qualità. Gli infermieri di neurologia svolgono un ruolo fondamentale nella gestione dei pazienti, utilizzando una combinazione di competenze cliniche, osservative e comunicative per ottimizzare i risultati dei loro pazienti.

Gestire il dolore e il comfort

La gestione del dolore è al centro della pratica infermieristica neurologica. Il dolore neurologico, o neuropatico, è un dolore complesso che deriva da una lesione o da una malattia che colpisce il sistema nervoso somatosensoriale. Si differenzia dal dolore nocicettivo, che è causato da un trauma tissutale. Una gestione adeguata di questo dolore può migliorare significativamente la qualità di vita del paziente.

1. Comprendere il dolore neurologico:
   - **Caratteristiche: il** dolore neuropatico è spesso descritto come un bruciore, una pugnalata o una scossa elettrica. Può essere continuo o parossistico.
   - **Cause comuni:** Neuropatie diabetiche, nevralgia post-herpetica, dolore post-ictus, neuropatie associate all'HIV, sclerosi multipla, lesioni del midollo spinale.
2. Valutazione del dolore:
   - **Strumenti di valutazione:** utilizzare scale del dolore standardizzate, come la scala analogica visiva (VAS) o la scala dell'intensità numerica.
   - **Valutazione olistica: prendere in considerazione i** fattori emotivi, sociali e psicologici che possono influenzare la percezione del dolore del paziente.
3. Approcci farmacologici:
   - **Antidepressivi triciclici (TCA):** come l'amitriptilina, che ha mostrato effetti analgesici in alcune neuropatie.
   - **Anticonvulsivanti:** Come il gabapentin e il pregabalin, che sono efficaci contro diverse forme di dolore neuropatico.
   - **Analgesici: gli** oppioidi possono essere utilizzati, ma con cautela a causa del rischio di effetti collaterali e di dipendenza.
   - **Cerotti di lidocaina:** possono essere utilizzati localmente per il dolore localizzato.

4. Tecniche non farmacologiche:
- **Stimolazione elettrica transcutanea dei nervi (TENS):** un dispositivo che eroga piccole correnti elettriche sulla pelle per alleviare il dolore.
- **Terapie cognitivo-comportamentali:** per aiutare a gestire le componenti psicologiche del dolore.
- **Rilassamento e biofeedback:** per aiutare a rilassare il corpo e ridurre la tensione muscolare, che può amplificare il dolore.
- **Agopuntura:** alcuni pazienti trovano sollievo con questa tecnica secolare.

5. Gestione del comfort:
- **Posizionamento:** assicuri una postura comoda per ridurre la tensione e la pressione.
- **Massaggio:** può aiutare a rilassare i muscoli e a migliorare la circolazione.
- **Calore e freddo:** a seconda del tipo di dolore, possono essere utili impacchi caldi o freddi.
- **Ambiente:** mantenga un ambiente tranquillo, con luci soffuse e una temperatura ambiente che favorisca il rilassamento.

6. Educazione del paziente:
- **Comprendere il dolore:** aiutare i pazienti a capire la natura del loro dolore.
- **Strategie di autogestione:** includono tecniche di rilassamento, modifiche dello stile di vita e raccomandazioni per l'attività fisica.
- **Effetti collaterali dei farmaci:** educare i pazienti sui potenziali effetti collaterali e sull'importanza della comunicazione per adattare il trattamento.

Il dolore neurologico può essere difficile da trattare e gestire. Spesso è necessario un approccio multimodale, che combini trattamenti farmacologici e non farmacologici. Il ruolo dell'infermiere è essenziale nella valutazione, nel trattamento e nell'educazione dei pazienti, per garantire un sollievo ottimale e migliorare la loro qualità di vita.

Comunicazione con un paziente neurologico

La comunicazione è un elemento essenziale dell'assistenza e può essere particolarmente complessa quando si lavora con pazienti con disturbi neurologici. Questi pazienti possono avere deficit cognitivi, di linguaggio o di comprensione, che rendono difficile la comunicazione tradizionale. L'arte di comunicare efficacemente con loro richiede una profonda comprensione, pazienza e strategie appropriate.

1. Comprendere le sfide specifiche:
   - **Afasia:** disturbo della capacità di parlare o comprendere il linguaggio.
   - **Disartria:** difficoltà ad articolare le parole a causa di disturbi muscolari.
   - **Cognitivo:** alterazione della memoria, dell'attenzione o del processo decisionale.
   - **Sensoriale:** problemi di udito o di vista che ostacolano la comunicazione.
2. Metodi verbali:
   - **Parlare lentamente:** dare al paziente il tempo di elaborare le informazioni.
   - **Utilizzi un linguaggio semplice:** eviti il gergo medico e mantenga le frasi brevi.
   - **Ripetizione:** ripetere le informazioni essenziali per garantire la comprensione.
   - **Domande chiuse:** utilizzare domande che richiedono una risposta 'sì' o 'no' può essere più facile per alcuni pazienti.
3. Metodi non verbali:
   - **Gesti:** utilizzare gesti semplici per completare o sostituire le parole.
   - **Comunicazione pittorica:** utilizzare immagini, pittogrammi o disegni per facilitare la comprensione.

- **Lettura labiale:** per i pazienti che possono leggere il labiale, si assicuri di avere il viso rivolto verso il paziente quando parla.
- **Scrivere:** fornire una lavagna o una tavoletta su cui il paziente possa scrivere.

4. Strumenti tecnologici:
- **Applicazioni di comunicazione:** applicazioni appositamente studiate per facilitare la comunicazione con i pazienti con deficit del linguaggio.
- **Tablet o computer:** con un software appropriato per aiutare la comunicazione.

5. Adottare un atteggiamento di ascolto attivo:
- **Pazienza:** dare al paziente il tempo di rispondere o di esprimersi.
- **Feedback non verbale:** utilizzare il contatto visivo, i cenni del capo e le espressioni facciali per dimostrare che sta ascoltando e che ha capito.
- **Chiarimenti:** se non capisce, chieda gentilmente al paziente di ripetere o di spiegare in un altro modo.

6. Coinvolgere gli assistenti informali:
- **Interpretazione:** I familiari o gli assistenti possono spesso aiutare a interpretare o spiegare le esigenze del paziente.
- **Anamnesi medica:** può fornire informazioni essenziali che il paziente non è in grado di comunicare.

7. Ambiente abilitante:
- **Ridurre il rumore:** un ambiente tranquillo facilita la concentrazione e la comprensione.
- **Illuminazione adeguata:** si assicuri che ci sia una buona illuminazione per la lettura labiale o per l'utilizzo di metodi visivi.

8. Istruzione e formazione:
- **Autoformazione:** comprendere le specificità dei disturbi neurologici le consente di adattare la sua comunicazione.

- **Formazione continua:** partecipare a corsi di formazione specialistica o a workshop sulla comunicazione con i pazienti neurologici.

Comunicare con un paziente neurologico può richiedere un approccio diverso, ma rimane un elemento cruciale dell'assistenza. Stabilendo una comunicazione efficace, gli infermieri possono comprendere meglio le esigenze del paziente, stabilire un clima di fiducia e offrire un'assistenza adattata e umanizzata.

Capitolo 4

SUPPORTO
LE PRINCIPALI
PATOLOGIE
NEUROLOGICHE

Incidente cerebrovascolare (CVA)

• Tipi e sintomi

Un incidente cerebrovascolare (CVA), comunemente noto come "ictus", è un'emergenza medica derivante dall'interruzione del flusso sanguigno in una parte del cervello. Questa interruzione può essere dovuta a un blocco (ischemia) o a un'emorragia. L'ictus è un evento grave che può provocare danni duraturi o addirittura la morte.

1. Ictus ischemico:
- **Trombotica:** dovuta alla formazione di un coagulo di sangue (trombo) in una delle arterie che riforniscono il cervello.
- **Embolico:** un coagulo o altri detriti che circolano nel sangue (embolo) bloccano un'arteria cerebrale. Questi coaguli possono formarsi in altre parti del corpo, spesso nel cuore.

Sintomi:
- Improvvisa paralisi o debolezza del viso, del braccio o della gamba, di solito su un lato del corpo.
- Problemi di linguaggio o di comprensione.
- Perdita improvvisa della vista, in particolare in un occhio o in un lato del campo visivo.
- Difficoltà a camminare, vertigini, perdita di equilibrio o di coordinazione.
- Mal di testa improvviso e grave senza una causa nota.

2. Ictus emorragico:
- **Intracerebrale:** quando i vasi sanguigni del cervello scoppiano, causando un'emorragia nel tessuto cerebrale circostante.
- **Subaracnoidea:** emorragia nello spazio tra il cervello e le membrane circostanti.

Sintomi:
- Mal di testa improvviso e intenso, spesso descritto come il "peggior mal di testa" della vita del paziente.
- Nausea e vomito.
- Visione offuscata o doppia.
- Sensibilità alla luce.
- Perdita di coscienza o confusione.
- Collo rigido.

3. Attacco ischemico transitorio (TIA):
- Spesso chiamato "mini-ictus", è causato da un'interruzione temporanea del flusso sanguigno in una parte del cervello. I TIA possono durare da pochi minuti a diverse ore, ma in genere non lasciano danni duraturi.

Sintomi:
- Sono simili a quelli di un ictus ischemico, ma sono temporanei.
- Improvvisa debolezza o intorpidimento del viso, del braccio o della gamba.
- Confusione improvvisa, difficoltà a parlare o a capire.
- Problemi improvvisi di vista o di deambulazione.
- Vertigini improvvise o perdita di equilibrio.

Quando qualcuno manifesta i sintomi di un ictus, è essenziale agire rapidamente. Un'azione rapida può fare la differenza tra un recupero completo e postumi duraturi, anche fatali. La regola di memoria "FAST" (Face, Arms, Speech, Time) può aiutarla a riconoscere e reagire a un ictus: asimmetria **del viso**, debolezza **delle braccia**, difficoltà di parola e **tempo per** chiamare i soccorsi.

• Assistenza infermieristica

La cura dei pazienti colpiti da ictus è un processo complesso che richiede un approccio multidisciplinare. Gli infermieri svolgono un ruolo essenziale in ogni fase di questo processo, dal momento in cui il paziente viene ricoverato in ospedale fino alla dimissione a casa o al trasferimento in una struttura di riabilitazione. Ecco una panoramica delle principali responsabilità e interventi infermieristici nella cura dei pazienti con ictus:

1. Valutazione iniziale:
   - Monitoraggio dei segni vitali e stabilizzazione.
   - Valutazione neurologica rapida: punteggio di Glasgow, riflessi pupillari, forza muscolare, ecc.
   - Raccolta dell'anamnesi medica e di eventuali farmaci, in particolare gli anticoagulanti.
2. Monitoraggio continuo:
   - Monitoraggio regolare dei segni neurologici per rilevare qualsiasi deterioramento o miglioramento.
   - Monitoraggio dei parametri vitali: pressione sanguigna, frequenza cardiaca, saturazione di ossigeno.
   - Controllo dei risultati dei test (scansione cerebrale, esami del sangue).
3. Gestione delle vie aeree:
   - Garantire la permeabilità delle vie aeree.
   - Somministrazione di ossigeno, se necessario.
   - Monitorare la saturazione dell'ossigeno e qualsiasi segno di distress respiratorio.
4. Gestione della nutrizione e dell'idratazione:
   - Valutazione della deglutizione prima di qualsiasi assunzione orale, per evitare falsi percorsi.
   - Posizionamento di un sondino nasogastrico, se necessario.
   - Monitorare l'assunzione e l'emissione di liquidi, mantenendo l'idratazione.
5. Mobilitazione e prevenzione delle complicazioni:
   - Cambiamenti regolari di posizione per prevenire le piaghe da decubito.
   - Mobilizzazione precoce con l'aiuto di fisioterapisti per ridurre l'immobilità.
   - Gestione della continenza: applicazione di protezioni urinarie o cateteri.

6. Gestione del dolore:
- Valutazione regolare del dolore utilizzando scale appropriate.
- Somministrazione di antidolorifici come prescritto.

7. Educazione e supporto:
- Informare i pazienti e le loro famiglie sulla natura dell'ictus, sui suoi postumi e sulla prognosi.
- Fornisce risorse per la riabilitazione e l'assistenza domiciliare.
- Incoraggiare i pazienti a partecipare attivamente alla loro riabilitazione.

8. Preparazione alla dimissione:
- Pianificare il ritorno a casa o il trasferimento in un centro di riabilitazione.
- Coordinamento con altri professionisti sanitari: fisioterapisti, logopedisti, terapisti occupazionali.
- Assicurare la continuità dell'assistenza, fornendo raccomandazioni e pianificando visite di follow-up.

L'assistenza infermieristica ai pazienti colpiti da ictus richiede un approccio olistico, incentrato sul paziente. Gli interventi infermieristici mirano a ridurre le complicazioni, a promuovere il recupero e a sostenere il paziente e la famiglia durante questo periodo difficile. L'abilità, l'empatia e la dedizione degli infermieri sono essenziali per garantire un'assistenza ottimale a questi pazienti.

Epilessia

• Capire l'epilessia

L'epilessia è una condizione neurologica caratterizzata da una predisposizione a crisi epilettiche ricorrenti. Queste crisi derivano da un'attività elettrica anomala ed eccessiva nel cervello. Sebbene l'epilessia sia una delle più antiche condizioni mediche conosciute, persistono molti miti e malintesi al riguardo. Scopriamo di più.

1. Che cos'è una crisi epilettica?

Una crisi epilettica si verifica quando la normale attività elettrica del cervello viene improvvisamente interrotta. Questo può causare cambiamenti nel comportamento, nelle sensazioni, nei movimenti e nella coscienza.

2. Classificazione delle crisi epilettiche:

- **Crisi focali (o parziali):** Iniziano in una regione specifica del cervello. Possono essere semplici (senza perdita di coscienza) o complesse (con alterazione della coscienza).

- **Crisi generalizzate:** colpiscono entrambi gli emisferi del cervello fin dall'inizio. Comprendono i seguenti tipi: assenza, mioclonica, tonica, atonica, clonica e tonico-clonica.

3. Cause dell'epilessia:

- **Origine genetica:** specifiche mutazioni genetiche possono rendere una persona più suscettibile alle crisi epilettiche.

- **Danno cerebrale:** trauma, ictus o infezione del cervello (come la meningite).

- **Malformazioni cerebrali congenite:** anomalie nello sviluppo del cervello prima della nascita.

- Disturbi metabolici o immunologici che possono influenzare il cervello.

- **Fattori sconosciuti:** in molti casi, la causa esatta rimane indeterminata.

4. Diagnosticare l'epilessia:

La diagnosi si basa su una combinazione di esami, tra cui la storia clinica, l'EEG (elettroencefalogramma) e talvolta la diagnostica per immagini del cervello (risonanza magnetica o TAC).

5. Trattamento:

- **Farmaci antiepilettici (AED):** sono la pietra miliare del trattamento. Il loro scopo è quello di prevenire le crisi epilettiche.

- **Intervento chirurgico:** indicato per alcune persone le cui crisi non sono controllate dai farmaci e che hanno un'area localizzata del cervello all'origine delle crisi.
- **Diete:** la dieta chetogenica, ricca di grassi e povera di carboidrati, ha mostrato effetti benefici in alcuni pazienti.
- **Stimolazione del nervo vago:** un approccio che utilizza un dispositivo impiantato per inviare segnali elettrici al cervello.

6. Vivere con l'epilessia:
  - Le sfide variano da persona a persona, ma possono includere la gestione degli effetti collaterali dei farmaci, le limitazioni a determinate attività e le preoccupazioni per lo stigma sociale.
  - La consapevolezza e l'educazione sono essenziali per aiutare le persone con epilessia a condurre una vita piena e attiva.

7. Demistificare e sensibilizzare:
  - L'epilessia non è contagiosa.
  - Una crisi epilettica non è sempre spettacolare con le convulsioni; può manifestarsi con una semplice assenza.
  - Le persone con epilessia possono condurre una vita normale con il giusto trattamento e supporto.

La comprensione dell'epilessia è fondamentale non solo per le persone affette da questa patologia e le loro famiglie, ma anche per la società nel suo complesso. Una migliore conoscenza della patologia può favorire l'empatia, la consapevolezza e un migliore sostegno alle persone che vivono con l'epilessia.

- ## Gestione delle crisi
La gestione delle crisi epilettiche è essenziale per garantire la sicurezza del paziente, ridurre al minimo le potenziali lesioni e fornire un supporto adeguato. Richiede una chiara

comprensione di cosa aspettarsi durante una crisi epilettica e di quali azioni intraprendere.

1. Riconoscimento della crisi:
   - Capire i segnali di avvertimento o 'aura' che alcune persone possono sperimentare.
   - Identificare i diversi tipi di crisi, in modo da poter intervenire in modo appropriato.
2. Mettere la sicurezza al primo posto:
   - Allontani il paziente da qualsiasi rischio potenziale (oggetti appuntiti, angoli duri, scale).
   - Posizionare il paziente nella posizione laterale di sicurezza per evitare l'aspirazione di secrezioni e facilitare la respirazione.
   - Protegga la testa con un cuscino o una giacca per evitare traumi.
   - Non cerchi di trattenere il paziente o di limitarne i movimenti.
   - Non inserire nulla nella bocca del paziente.
3. Sorveglianza:
   - Annoti la durata delle convulsioni. Se una crisi epilettica dura più di 5 minuti o se si verifica una seconda crisi immediatamente dopo la prima, è necessaria l'assistenza medica di emergenza.
   - Osservare le caratteristiche della crisi per informare il personale medico: tipo di movimenti, durata, perdita di coscienza, morso della lingua, ecc.
4. Dopo la crisi:
   - Mantenere il paziente nella posizione di sicurezza laterale fino a quando non si riprende.
   - Siate rassicuranti e calmi quando la persona si riprende; potrebbe essere disorientata o confusa.
   - Eviti di somministrare cibo o bevande finché la persona non si è completamente ripresa.
   - Informare il paziente di ciò che è accaduto in modo chiaro e semplice.

5. Preparazione:
   - Se è in contatto regolare con una persona affetta da epilessia, tenga sempre a portata di mano un piano per le crisi.
   - Essere a conoscenza di eventuali farmaci di emergenza di cui la persona potrebbe avere bisogno.
6. Istruzione:
   - Si assicuri che i familiari, gli insegnanti, i colleghi e gli amici della persona con epilessia siano a conoscenza del primo soccorso in caso di crisi epilettica.
   - Chieda alla persona con epilessia o alla sua famiglia se ci sono misure specifiche da adottare.
7. Quando consultarsi immediatamente:
   - Se la crisi epilettica dura più di 5 minuti.
   - Se un'altra crisi inizia subito dopo la prima.
   - Se la persona non riprende conoscenza dopo la crisi.
   - Se la persona viene ferita durante la crisi.
   - Se la persona ha difficoltà respiratorie persistenti dopo l'attacco.

La gestione delle crisi epilettiche richiede calma, rapidità decisionale e attenzione. Con la giusta conoscenza e preparazione, i rischi associati a una crisi epilettica possono essere ridotti in modo significativo, garantendo la sicurezza e il benessere del paziente.

Malattie degenerative
(ad esempio, Parkinson, Alzheimer)

• Caratteristiche e sfide

Le malattie degenerative sono caratterizzate da un progressivo deterioramento delle strutture o delle funzioni di cellule, tessuti o organi. Queste malattie, che colpiscono principalmente il sistema nervoso, rappresentano una sfida importante per i pazienti, le loro famiglie e gli operatori sanitari.

1. Caratteristiche delle malattie degenerative:
   - **Progressione lenta ma costante:** Sebbene il tasso di progressione vari da malattia a malattia, il deterioramento è generalmente inesorabile.
   - **Danno neurologico:** queste malattie spesso colpiscono il sistema nervoso, il che può portare a sintomi motori, cognitivi, sensoriali o comportamentali.
   - **Origine multifattoriale:** possono derivare da una combinazione di fattori genetici, ambientali e metabolici.
2. Esempi di malattie degenerative:
   - **Morbo di Alzheimer:** caratterizzato da una perdita progressiva della memoria e di altre funzioni cognitive.
   - **Malattia di Parkinson:** si manifesta principalmente con tremori, rigidità muscolare e bradicinesia.
   - **Sclerosi laterale amiotrofica (SLA):** una malattia che colpisce i neuroni motori, portando alla paralisi progressiva.
3. Le sfide poste dalle malattie degenerative:
   - **Diagnosi precoce:** molte di queste malattie non presentano segni specifici all'esordio, rendendo difficile la diagnosi precoce.
   - **Trattamento:** ad oggi, spesso non esiste una cura per queste malattie, ma solo trattamenti sintomatici.
   - **Carico emotivo:** l'inevitabile progressione della malattia può essere devastante per i pazienti e le loro famiglie.
   - **Esigenze di assistenza:** con il progredire della malattia, il paziente può richiedere una maggiore assistenza, che va dall'aiuto a domicilio al ricovero in istituti specializzati.
   - **Costo economico:** il costo dell'assistenza e del trattamento può essere elevato, mettendo a dura prova i sistemi sanitari e le famiglie.

- **Ricerca: sebbene ci siano stati dei** progressi, la ricerca su queste malattie è complessa e richiede risorse e collaborazioni multidisciplinari.
- **Sensibilizzazione: c'è** una costante necessità di educare il pubblico e gli operatori sanitari su queste malattie, i loro sintomi e le migliori pratiche di gestione.

4. Assistenza completa:
- **Approccio multidisciplinare: un'**assistenza ottimale al paziente richiede spesso il coinvolgimento di neurologi, fisioterapisti, logopedisti e assistenti sociali, tra gli altri.
- **Supporto psicologico: il** supporto psicologico è essenziale per i pazienti e le loro famiglie, date le sfide emotive che queste malattie impongono.
- **Riabilitazione: I** programmi di riabilitazione possono aiutare a mantenere l'indipendenza del paziente il più a lungo possibile.

Le malattie degenerative, con la loro inesorabile progressione e il profondo impatto sulla vita quotidiana, rappresentano una sfida colossale. Tuttavia, grazie all'innovazione medica, alla ricerca e all'assistenza multidisciplinare, è possibile migliorare in modo significativo la qualità di vita dei pazienti.

• Assistenza e cura specifiche

I pazienti affetti da malattie degenerative richiedono un'attenzione particolare e un'assistenza personalizzata in base alla loro condizione. La natura progressiva di queste malattie richiede un approccio proattivo, che combini cure mediche, riabilitazione e supporto psicosociale.

1. Valutazione completa:
   - **Valutazione medica:** per determinare lo stadio della malattia, identificare eventuali complicazioni e adattare il trattamento.
   - **Valutazione funzionale:** per valutare le capacità e le limitazioni del paziente nelle attività della vita quotidiana.
   - **Valutazione psicologica:** per identificare sintomi come depressione, ansia o altri disturbi dell'umore.
2. Interventi terapeutici:
   - **Farmaci:** I farmaci possono aiutare a gestire alcuni sintomi, anche se la loro efficacia varia da persona a persona.
   - **Terapia fisica:** per mantenere la mobilità, rafforzare i muscoli e prevenire le contratture.
   - **Terapia occupazionale:** per aiutare i pazienti ad adattare le loro attività quotidiane e a mantenere la loro indipendenza il più a lungo possibile.
   - **Logopedia: in particolare** per i pazienti con difficoltà di linguaggio o di deglutizione.
3. Supporto psicosociale:
   - **Terapia individuale:** per aiutare il paziente a gestire lo stress, l'ansia e le emozioni legate alla malattia.
   - **Gruppi di sostegno:** offrono uno spazio in cui i pazienti e i loro familiari possono condividere le loro esperienze e ricevere un sostegno reciproco.
   - **Consulenza familiare:** per aiutare i familiari a comprendere la malattia, a gestire lo stress associato e a fornire la migliore assistenza possibile.
4. Adattamenti domestici:
   - **Ausili tecnici:** come sedie a rotelle, letti medici, maniglioni e altri dispositivi per facilitare la mobilità.
   - **Modifiche alla casa:** rendere la casa accessibile, come l'installazione di rampe, l'allargamento delle porte o la modifica dei bagni.

5. Supporto alla comunicazione:
- **Dispositivi di assistenza:** per i pazienti con difficoltà di linguaggio, come i sintetizzatori vocali.
- **Terapia della comunicazione:** sviluppare strategie e abilità per compensare la perdita delle funzioni verbali.

6. Pianificazione a lungo termine:
- **Cure palliative:** gestire il dolore e altri sintomi fastidiosi e fornire un supporto emotivo e spirituale.
- **Direttive anticipate:** incoraggiare i pazienti a esprimere i loro desideri in merito alle cure future, alla rianimazione o ad altri interventi medici.

7. Istruzione e formazione:
- **Per i pazienti:** aiutarli a comprendere la loro malattia, i trattamenti disponibili e come gestire i sintomi.
- **Per le famiglie e gli assistenti:** Fornire strumenti e strategie per assistere efficacemente il paziente, preservando il proprio benessere.

La cura dei pazienti con malattie degenerative richiede un approccio olistico che va oltre il semplice trattamento medico. Richiede una stretta collaborazione tra i pazienti, le loro famiglie, gli operatori sanitari e altre parti interessate, per garantire una qualità di vita ottimale nonostante la progressione della malattia.

Capitolo 5

SITUAZIONI DI EMERGENZA IN NEUROLOGIA

Riconoscere un'emergenza neurologica

Uno degli aspetti fondamentali del ruolo dell'infermiere di neurologia è la capacità di identificare rapidamente un'emergenza neurologica. Queste emergenze, se non trattate immediatamente, possono causare danni permanenti al cervello o ad altre parti del sistema nervoso. Ecco i segni, i sintomi e le condizioni che richiedono un intervento immediato:

1. I segni di un ictus:
Conosciuto con l'acronimo "FAST":
- **F (Viso)** : Asimmetria del viso, ad esempio se un lato del viso si affloscia quando si chiede alla persona di sorridere.
- **A (braccia)**: debolezza o intorpidimento di un braccio. Se un braccio si abbassa quando si chiede alla persona di sollevare entrambe le braccia, questo è un segnale di allarme.
- **S (Parlato)**: difficoltà a parlare o linguaggio incomprensibile.
- **T (Tempo)**: è fondamentale agire rapidamente in caso di sospetto ictus.

2. Attacco epilettico prolungato:
Qualsiasi crisi epilettica di durata superiore a 5 minuti o crisi consecutive senza ripresa di coscienza tra di esse.

3. Trauma cranico:
Soprattutto se è associato a perdita di coscienza, vomito, mal di testa intenso o a un cambiamento di comportamento.

4. Aumento improvviso o grave della pressione intracranica:
Sintomi come mal di testa intenso, nausea, vomito, riduzione della coscienza o cambiamento delle dimensioni o della reattività delle pupille.

5. Meningite:
I sintomi includono febbre, torcicollo, fotofobia (sensibilità alla luce), mal di testa **intenso e talvolta eruzioni cutanee.**

6. Sindrome di Guillain-Barré:
Paralisi ascendente che generalmente inizia nei piedi e nelle gambe e si sposta verso l'alto, associata a intorpidimento o debolezza.

7. Compressione del midollo spinale:
Può manifestarsi come debolezza improvvisa, paralisi, perdita di sensibilità o problemi alla vescica o all'intestino.

8. Visione compromessa:
La perdita improvvisa della vista, la visione doppia o il forte dolore agli occhi possono indicare condizioni come la neurite ottica o il glaucoma acuto.

9. Emicrania grave:
Soprattutto se differisce dagli episodi precedenti o è accompagnato da sintomi neurologici focali.

10. Improvvisa alterazione della coscienza:
Questo può essere dovuto a una serie di cause, dall'ipoglicemia (basso livello di zucchero nel sangue) a un tumore al cervello.

Ogni secondo è importante in neurologia. Se un paziente presenta uno dei sintomi o segni sopra elencati, è essenziale rivolgersi immediatamente a un medico. Gli infermieri di neurologia sono spesso i primi a riconoscere questi segnali e ad avviare un intervento rapido, svolgendo un ruolo vitale nel limitare i danni potenziali e massimizzare i risultati del paziente.

Intervento infermieristico in caso di emergenza

Le emergenze neurologiche possono verificarsi in qualsiasi momento e richiedono una risposta rapida, strutturata e coordinata da parte degli operatori sanitari, compresi gli infermieri. Queste situazioni delicate richiedono non solo competenze cliniche, ma anche la capacità di gestire lo stress e di comunicare efficacemente con l'équipe medica e la famiglia del paziente. Ecco una panoramica dell'intervento infermieristico nelle emergenze neurologiche:

1. Valutazione iniziale:
   - **ABC (vie aeree, respirazione, circolazione):** Assicurarsi che le vie aeree siano libere, controllare la respirazione e la circolazione.
   - **Misurazione dei segni vitali:** frequenza cardiaca, pressione sanguigna, frequenza respiratoria, saturazione di ossigeno.
   - **Livello di coscienza:** utilizzo della Scala di Glasgow per valutare il livello di coscienza.
   - **Esame neurologico rapido:** reattività della pupilla, movimenti degli arti, risposta agli stimoli.
2. Allarme e comunicazione:
   - Informare immediatamente il medico o il team di emergenza delle condizioni del paziente.
   - Utilizzare metodi di comunicazione efficaci come lo SBAR (Situazione, Contesto, Valutazione, Raccomandazione) per trasmettere informazioni chiare e precise.
3. Stabilizzazione del paziente:
   - Posizionare il paziente in modo sicuro, ad esempio in posizione di decubito laterale in caso di crisi epilettica.
   - Assicurare un'ossigenazione adeguata, in particolare somministrando ossigeno, se necessario.
   - Preparare l'attrezzatura necessaria per l'intubazione o altri interventi urgenti.
4. Monitoraggio continuo:
   - Monitoraggio regolare dei segni vitali e dello stato neurologico.

- Monitorare le complicazioni come edema cerebrale, ernia, ipossia, ecc.
- Documenta tutte le modifiche e gli interventi.

5. Farmaci:
   - Somministrare rapidamente i farmaci prescritti in situazioni di emergenza, come gli anticonvulsivanti in caso di crisi epilettica.
   - Preparare le vie di somministrazione, come una linea venosa periferica.

6. Supporto emotivo:
   - Rassicurare il paziente, anche se non è cosciente. Il tocco, le parole e la presenza possono essere lenitivi.
   - Informare e sostenere la famiglia, spiegando la situazione e le misure adottate.

7. Preparazione agli esami o agli interventi:
   - Preparare il paziente per gli esami diagnostici come la risonanza magnetica, la TAC, la puntura lombare, ecc.
   - Assistere l'équipe medica durante le procedure come l'inserimento di un catetere di drenaggio ventricolare.

8. Istruzione:
   - Una volta che la situazione si è stabilizzata, istruire il paziente e la famiglia su ciò che è accaduto, sulle possibili cause e sui passi da compiere.

9. Debriefing post-emergenza:
   - Discutere gli eventi con il team, analizzare la risposta all'emergenza e identificare le aree di miglioramento.

L'intervento nelle emergenze neurologiche richiede competenze acute, rapidità di giudizio e capacità di lavorare in team. Gli infermieri svolgono un ruolo cruciale nel riconoscimento precoce dei segnali di emergenza, nell'avviare l'intervento, nello stabilizzare il paziente e nel fornire supporto emotivo ai pazienti e alle loro famiglie.

Lavorare con il team medico

In neurologia, un approccio multidisciplinare è essenziale. I pazienti neurologici possono presentare una serie di sintomi complessi che richiedono l'esperienza di diversi professionisti della salute. L'infermiere di neurologia è un anello essenziale di questo team. Ecco come gli infermieri collaborano con l'équipe medica di neurologia:

1. L'infermiere e il neurologo:
   - **Comunicazione continua**: l'infermiere comunica al neurologo le osservazioni quotidiane, i cambiamenti nelle condizioni del paziente e le risposte al trattamento.
   - **Pianificazione dell'assistenza**: gli infermieri svolgono un ruolo attivo nella creazione e nell'attuazione del piano di assistenza, tenendo conto delle raccomandazioni del neurologo.
2. Collaborazione con il neurochirurgo:
   - **Preparazione preoperatoria**: l'infermiere prepara il paziente all'intervento, si assicura che vengano eseguiti tutti gli esami necessari e lo informa su ciò che deve aspettarsi.
   - **Assistenza post-operatoria**: dopo l'intervento, l'infermiere monitora attentamente il paziente per eventuali complicazioni e si assicura che il dolore sia ben gestito.
3. Collaborare con il neuropsicologo:
   - I neuropsicologi valutano e trattano i deficit cognitivi. L'infermiere può fornire informazioni preziose sul comportamento quotidiano del paziente, sulle sue sfide e sui suoi progressi.
4. Interazione con fisioterapisti e terapisti occupazionali:
   - Questi terapisti lavorano sulla mobilità, sulla forza e sulle attività quotidiane. L'infermiera si coordina con loro per assicurarsi che il paziente sia pronto per la

terapia e per discutere qualsiasi progresso o problema riscontrato.

5. Collaborazione con i logopedisti:
   - Per i pazienti con difficoltà di linguaggio o di deglutizione, l'infermiere collabora con il logopedista, condividendo le osservazioni e implementando le raccomandazioni sulla sicurezza alimentare.

6. Coordinamento con assistenti sociali e psicologi:
   - Questi professionisti aiutano i pazienti e le loro famiglie a gestire lo stress emotivo, a pianificare la dimissione e ad accedere alle risorse. L'infermiere li informa delle esigenze psicosociali del paziente e della sua famiglia.

7. Comunicazione con i tecnici di radiologia e di laboratorio:
   - L'infermiere si assicura che i pazienti siano preparati per gli esami, che i campioni siano prelevati e trasmessi correttamente e che i risultati siano comunicati al team appropriato.

8. Scambi con i farmacisti:
   - L'infermiera discute con i farmacisti i regimi farmacologici dei pazienti, le potenziali interazioni e gli effetti collaterali, per garantire un uso sicuro ed efficace dei farmaci.

La neurologia è un campo in cui la complessità dei casi richiede una stretta collaborazione tra diversi professionisti. L'infermiere, in quanto perno dell'assistenza, svolge un ruolo centrale nel coordinamento e nella comunicazione all'interno di questo team. Questa collaborazione garantisce un'assistenza completa e personalizzata al paziente, ottimizzando i risultati e migliorando la qualità delle cure.

Capitolo 6

SFIDE EMOTIVE E PSICOLOGICO

Comprendere le ripercussioni psicologiche dei disturbi neurologici

Le condizioni neurologiche non si limitano ai sintomi fisici e cognitivi. Spesso hanno un profondo impatto sulla salute mentale ed emotiva dei pazienti. Comprendere e affrontare questi impatti psicologici è essenziale per fornire un'assistenza olistica. Ecco una panoramica dettagliata di queste conseguenze e di come gestirle.

1. Accettazione della diagnosi:
   - **Shock e rifiuto**: la diagnosi iniziale di una patologia neurologica può essere travolgente e portare a un rifiuto iniziale.
   - **Rabbia e frustrazione**: con la presa di coscienza, spesso sorgono rabbia e frustrazione, legate alla domanda "Perché io?
   - **Negoziazione**: alcune persone possono cercare di 'negoziare' la loro salute, sperando in una tregua o in una cura.
   - **Depressione**: la tristezza, la disperazione e il senso di isolamento possono derivare dalla comprensione dell'entità e della cronicità della malattia.
   - **Accettazione**: con il tempo e il sostegno, molti pazienti vengono a patti con la loro condizione, anche se non si tratta di un processo lineare.
2. Gestione dell'identità modificata:
   - **Perdita di indipendenza**: le limitazioni fisiche o cognitive possono rendere difficile svolgere le attività quotidiane, con un impatto sull'autonomia del paziente.
   - **Modifica dei ruoli**: i pazienti possono sentire di non poter più svolgere il loro precedente ruolo di genitore, partner o professionista.
   - **Autostima**: l'aumento della dipendenza può portare a una bassa autostima e a sentimenti di inutilità.

3. Impatto sulle relazioni:

- **Isolamento sociale: le** difficoltà di comunicazione, la mobilità ridotta o la paura dell'imbarazzo possono portare al ritiro sociale.
- **Tensione relazionale:** anche gli assistenti e i familiari possono essere stressati, con conseguente tensione relazionale.

4. Ansia e depressione:

- **Paura della progressione:** l'incertezza sul decorso della malattia può essere una fonte costante di ansia.
- **Sintomi somatici:** la depressione può manifestarsi anche attraverso sintomi fisici, come mal di testa o dolore, complicando ulteriormente il quadro clinico.

5. Problemi cognitivi ed emotivi:

- **Frustrazione cognitiva:** la difficoltà a concentrarsi, ricordare o elaborare le informazioni può essere fonte di frustrazione.
- **Labilità emotiva:** alcune condizioni neurologiche possono causare rapide fluttuazioni dell'umore o risposte emotive inappropriate.

Gestione e supporto:

- **Terapia:** la psicoterapia può aiutare i pazienti a gestire le loro emozioni, a sviluppare strategie di coping e a migliorare la loro qualità di vita.
- **Gruppi di sostegno:** i gruppi di sostegno forniscono una piattaforma per condividere le esperienze e ricevere consigli.
- **Farmaci:** in alcuni casi, i farmaci per il trattamento dell'ansia o della depressione possono essere utili.
- **Educazione:** comprendere la malattia può aiutare a ridurre l'ansia e a sentirsi più padrone della situazione.

Le patologie neurologiche hanno un impatto profondo non solo sul corpo, ma anche sulla mente. Come caregiver, è fondamentale riconoscere queste ripercussioni psicologiche e offrire un supporto adeguato, garantendo così che i pazienti ricevano un'assistenza completa.

L'importanza dell'ascolto attivo

L'ascolto attivo è un'abilità essenziale per qualsiasi professionista sanitario. In neurologia, dove i pazienti possono affrontare sfide comunicative o profondi sconvolgimenti nella loro vita, questa abilità diventa ancora più cruciale. Approfondiamo l'importanza dell'ascolto attivo in questo particolare settore.

1. Umanizzare l'assistenza:
   - **Riconoscimento dell'individuo**: al di là della diagnosi, ogni paziente è una persona con una storia, emozioni e preoccupazioni. L'ascolto attivo aiuta a riconoscere e a convalidare questa individualità.
   - **Dignità e rispetto**: prendendosi il tempo di ascoltare con attenzione, l'infermiere conferisce al paziente la dignità e il rispetto essenziali per una relazione terapeutica di qualità.
2. Miglioramento della comprensione clinica:
   - **Dettagli sfumati**: ascoltando attivamente, l'infermiere può cogliere sfumature o dettagli che potrebbero sfuggire in una comunicazione unidirezionale.
   - **Valutazione completa**: i sintomi neurologici possono essere sottili o complessi. L'ascolto attivo fornisce un quadro completo dei problemi del paziente.
3. Facilitare la comunicazione:
   - **Incoraggiare l'espressione**: i pazienti con patologie neurologiche possono avere difficoltà a comunicare. L'ascolto attivo incoraggia i pazienti a esprimersi sapendo di essere ascoltati.
   - **Chiarimento**: riflettendo e ponendo domande, l'infermiere può chiarire e confermare la comprensione delle informazioni condivise.
4. Stabilire la fiducia:
   - **Sicurezza emotiva**: i pazienti sono più propensi a condividere preoccupazioni o paure profonde se si sentono ascoltati e convalidati.

- **Relazione terapeutica**: la fiducia reciproca è essenziale per una relazione efficace tra assistente e paziente. L'ascolto attivo getta le basi di questa fiducia.

5. Gestire le emozioni:
   - **Conforto**: per molti pazienti, il semplice fatto di essere ascoltati può offrire un grande conforto di fronte all'ansia o all'angoscia.
   - **Difesa del paziente**: comprendendo a fondo le preoccupazioni e le esigenze del paziente, l'infermiere è meglio equipaggiato per sostenere interventi o cure appropriate.

6. Istruzione e consulenza:
   - **Identificare le esigenze informative**: ascoltando attivamente, l'infermiere può identificare le aree in cui il paziente ha bisogno di ulteriori informazioni o chiarimenti.
   - **Guida mirata**: la consulenza o l'educazione possono essere adattate alle preoccupazioni specifiche del paziente, rendendo la guida più pertinente ed efficace.

L'ascolto attivo non è solo un'abilità di comunicazione; è fondamentale per l'erogazione di cure di qualità. In neurologia, dove le sfide sono molteplici e complesse, prendersi il tempo di ascoltare veramente può fare la differenza nella vita di un paziente.

Gestire lo stress e il burnout

In neurologia, come in molti campi medici, gli operatori sanitari si trovano ad affrontare situazioni particolarmente impegnative e intense. La complessità dei casi, il disagio emotivo dei pazienti e delle loro famiglie e il carico di lavoro possono diventare rapidamente fonti di stress accumulato. Se questo stress non viene gestito correttamente, può portare al burnout, uno stato di esaurimento emotivo, fisico e mentale.

Lavorare in neurologia richiede una profonda conoscenza, destrezza tecnica e capacità di navigare nelle acque tumultuose delle emozioni umane. Ogni giorno, infermieri e medici assistono a trionfi e tragedie, a recuperi notevoli e a inevitabili battute d'arresto. Queste esperienze, pur essendo profondamente gratificanti, sono anche fonte di tensione emotiva.

La chiave è il riconoscimento precoce dei segnali di stress e burnout. Sentimenti persistenti di stanchezza, cinismo, distacco dai pazienti, ridotta capacità di empatia o sentimenti di inefficacia sul lavoro sono tutti segnali di allarme. Ignorare questi segnali può portare non solo a un deterioramento della qualità dell'assistenza, ma anche a problemi di salute per l'assistente stesso.

La gestione dello stress implica l'adozione di strategie sia personali che professionali. A livello personale, è fondamentale mantenere un equilibrio tra lavoro e vita privata. Questo può significare dedicare tempo agli hobby, alla famiglia o ad attività rilassanti come la meditazione o lo sport. È anche importante seguire una dieta equilibrata, dormire a sufficienza e cercare supporto quando necessario, sia da parte di persone care, che di colleghi o di professionisti della salute mentale.

Sul lavoro, può essere utile stabilire limiti chiari, fare pause regolari e frequentare corsi di formazione o workshop sulla gestione dello stress. Anche parlare con i colleghi, partecipare a gruppi di sostegno o semplicemente condividere le esperienze può aiutare a mettere le cose in prospettiva e fornire strategie per affrontare le sfide quotidiane.

Soprattutto, dobbiamo ricordare che chiedere aiuto non è un segno di debolezza. In un mondo in cui l'abnegazione è spesso vista come una virtù, riconoscere le proprie esigenze e i propri limiti è in realtà un atto di forza. Dopotutto, prendersi cura di noi stessi è un primo passo essenziale per essere in grado di prendersi cura degli altri.

La neurologia, con tutte le sue sfide, è anche un campo di profonda umanità e gratificazione. Proteggendosi dal burnout, gli operatori sanitari possono continuare a offrire un'assistenza di qualità a chi ne ha più bisogno.

Capitolo 7

FARMACOLOGIA SPECIFICO PER LA NEUROLOGIA

Panoramica dei farmaci comunemente usato

In neurologia, una serie di farmaci viene utilizzata per trattare, gestire e alleviare i sintomi dei disturbi neurologici. Questi farmaci, studiati appositamente per colpire e agire sul sistema nervoso, sono essenziali per garantire la qualità di vita dei pazienti.

Le malattie del cervello e del sistema nervoso sono complesse e i farmaci utilizzati riflettono questa complessità. Spesso, un paziente può richiedere una combinazione di farmaci, regolata in base alle esigenze individuali.

1. Antiepilettici: utilizzati principalmente per trattare l'epilessia, questi farmaci aiutano a controllare e prevenire le crisi. Esempi comuni sono carbamazepina, valproato, lamotrigina e levetiracetam.

2. Modulatori della dopamina: prescritti principalmente per la malattia di Parkinson, questi farmaci agiscono alterando i livelli di dopamina nel cervello. La levodopa è un esempio classico, spesso combinata con la carbidopa per aumentarne l'efficacia.

3. Farmaci anti-Alzheimer: agiscono rallentando la progressione dei sintomi dell'Alzheimer. Donepezil, rivastigmina e memantina sono tra i più comunemente prescritti.

4. Farmaci antispastici: per i pazienti affetti da sclerosi multipla o da altre patologie che causano spasmi muscolari, vengono spesso utilizzati farmaci come il baclofen e la tizanidina.

5. Farmaci antiemicranici: per chi soffre di emicrania, esiste una gamma di farmaci, compresi i triptani come il sumatriptan, che aiutano a ridurre la frequenza e la gravità degli attacchi.

6. Immunosoppressori: questi farmaci, come natalizumab e fingolimod, sono utilizzati nel trattamento della sclerosi multipla per modulare l'attività del sistema immunitario.

7. Anticoagulanti e antiaggreganti: per i pazienti che hanno subito un ictus o sono a rischio, questi farmaci aiutano a prevenire la formazione di coaguli di sangue. Aspirina, clopidogrel e warfarin sono esempi comuni.

8. Neuromodulatori: per trattare condizioni come la neuropatia o la fibromialgia, vengono comunemente prescritti neuromodulatori come il gabapentin e il pregabalin.

9. Agenti colinergici: sono utilizzati per trattare i disturbi del movimento, come la miastenia grave, aumentando l'attività del neurotrasmettitore acetilcolina.

10. Farmaci antivertigine: ai pazienti che soffrono di vertigini o di malattie come la malattia di Meniere, possono essere prescritti farmaci come la betahistina.

La conoscenza di questi farmaci, dei loro effetti collaterali e delle interazioni è fondamentale per qualsiasi professionista che lavora in neurologia. Ogni farmaco ha le sue specificità e spesso è necessario un approccio personalizzato per garantire il miglior risultato terapeutico per il paziente. Questo elenco è solo una panoramica dei farmaci comunemente utilizzati, che evidenzia la profondità e la diversità dei trattamenti disponibili nel vasto campo della neurologia.

Somministrazione, effetti collaterali e interazioni

Nel complesso campo della neurologia, la padronanza della somministrazione dei farmaci, così come la conoscenza dei possibili effetti collaterali e delle interazioni, è essenziale per garantire la sicurezza e l'efficacia del trattamento.

1. Amministrazione :

Il modo in cui un farmaco viene somministrato può influenzare la sua efficacia. Ad esempio, alcuni farmaci si assumono a stomaco vuoto, mentre altri devono essere assunti con il cibo. Inoltre, alcuni farmaci neurologici vengono somministrati per via orale, altri per iniezione e altri ancora potrebbero dover essere somministrati per via intratecale (nel liquido cerebrospinale).

- **Via orale:** compresse, capsule e sciroppi sono le forme più comuni. È fondamentale seguire le dosi e i tempi di somministrazione prescritti per garantire l'efficacia e la sicurezza del trattamento.
- **Iniezione:** alcuni farmaci, come gli immunomodulatori, possono dover essere somministrati per iniezione, per via sottocutanea, intramuscolare o endovenosa.
- **Altre vie:** dispositivi come le pompe di baclofene somministrano il farmaco direttamente nel liquido cerebrospinale.

2. Effetti collaterali :

Quasi tutti i farmaci possono causare effetti collaterali. In neurologia, questi effetti possono variare da lievi a gravi.

- **Lieve:** affaticamento, vertigini, problemi gastrointestinali, mal di testa, secchezza delle fauci.
- **Moderato:** tremori, aumento di peso, disturbi cognitivi, problemi alla vista.
- **Gravi:** reazioni allergiche, depressione respiratoria, problemi cardiaci, epatotossicità.

È fondamentale che infermieri e medici monitorino questi effetti collaterali e informino i pazienti su ciò a cui devono prestare attenzione.

3. Interazioni :

Molti pazienti neurologici possono assumere diversi farmaci, il che aumenta il rischio di interazioni farmacologiche.

- **Farmaco-farmaco: ad esempio,** la combinazione di farmaci antiepilettici con alcuni antibiotici può ridurre l'efficacia dei farmaci antiepilettici.
- **Cibo e farmaci:** mangiare pompelmo, ad esempio, può interagire con alcuni farmaci neurologici e influenzarne il metabolismo.
- **Influenzati da farmaci:** I pazienti con determinate condizioni mediche, come l'insufficienza renale o epatica, possono avere una risposta diversa o esacerbata ad alcuni farmaci.

La gestione dei farmaci in neurologia è un compito delicato che richiede un'attenzione costante e una conoscenza approfondita. Gli infermieri svolgono un ruolo cruciale nell'educare i pazienti, nel monitorare gli effetti collaterali e nel garantire la corretta somministrazione dei farmaci. Una stretta collaborazione tra i membri del team di cura è inoltre essenziale per garantire la sicurezza e il benessere del paziente.

L'importanza dell'aderenza ai farmaci in neurologia

Nel campo dinamico e complesso della neurologia, l'aderenza ai farmaci è di fondamentale importanza. Questo capitolo evidenzia perché è fondamentale che i pazienti aderiscano rigorosamente al loro regime farmacologico e come gli infermieri possano svolgere un ruolo cruciale nel facilitare questa aderenza.

La neurologia è una branca della medicina che si occupa della diagnosi e del trattamento dei disturbi del sistema nervoso, che spesso sono cronici e richiedono una gestione farmacologica a lungo termine. In questo contesto, l'aderenza ai farmaci è più che mai cruciale. Non solo migliora il controllo dei sintomi, ma può anche prevenire la progressione della malattia e ridurre il rischio di complicazioni.

I componenti dell'adesione del farmaco
1. Comprendere la malattia:
Soprattutto, i pazienti devono comprendere la natura della loro malattia e il motivo dei farmaci prescritti. Una comprensione approfondita aiuta a creare un senso di responsabilità e a farsi carico attivamente della propria salute.
2. Routine dei farmaci:
Stabilire una routine farmacologica stabile è fondamentale. Ciò può comportare l'uso di portapillole, allarmi o applicazioni per smartphone che ricordano ai pazienti di assumere i farmaci a orari specifici.

3. Gestione degli effetti collaterali :
Gli effetti collaterali sono una delle ragioni principali della mancata aderenza. Lavorando a stretto contatto con i medici, gli infermieri possono aiutare a regolare le dosi o i tipi di farmaci per ridurre al minimo questi effetti indesiderati.

Il ruolo dell'infermiere
1. Educazione e informazione :
Gli infermieri hanno la responsabilità di informare i pazienti sull'importanza dell'aderenza, fornendo loro informazioni dettagliate sui farmaci, compreso il modo corretto di assumerli e i potenziali effetti collaterali.
2. Supporto emotivo :
Gli infermieri devono anche offrire un supporto emotivo, incoraggiando i pazienti a esprimere le loro preoccupazioni e aiutandoli a gestire l'ansia o la depressione che possono accompagnare le condizioni neurologiche.
3. Collaborazione multidisciplinare:
Gli infermieri devono lavorare a stretto contatto con l'intera équipe medica, compresi medici, farmacisti e assistenti

sociali, per sviluppare e implementare strategie efficaci di aderenza ai farmaci.

<u>4. Monitoraggio regolare:</u>

Gli infermieri svolgono un ruolo cruciale nel monitoraggio regolare dell'aderenza ai farmaci, valutando continuamente l'efficacia del regime farmacologico e adattando i piani di cura di conseguenza.

Nel viaggio continuo della gestione dei disturbi neurologici, l'aderenza ai farmaci è una stella polare che guida i pazienti verso una migliore qualità di vita. Gli infermieri, con la loro abilità e compassione, sono i pilastri per raggiungere questo obiettivo, facilitando il percorso verso una salute migliore e un benessere duraturo per i loro pazienti.

Capitolo 8

IL RAPPORTO CON LA FAMIGLIA E BADANTI

Comprendere il ruolo degli assistenti nell'assistenza

Il percorso di cura di un paziente con disturbi neurologici, o altre condizioni croniche, è un processo sfaccettato che non si limita alla relazione tra paziente e professionista sanitario. Un attore spesso trascurato ma essenziale in questa equazione è il caregiver. Queste persone, che siano familiari, amici o professionisti, svolgono un ruolo fondamentale nel supporto quotidiano del paziente.

I volti dell'assistenza
Non è sempre facile identificare un caregiver. Può trattarsi di un coniuge che accompagna il partner agli appuntamenti medici, di un figlio che si prende cura di un genitore anziano o anche di un amico che aiuta un parente a gestire i suoi farmaci. In alcuni casi, gli assistenti sono professionisti, come gli assistenti domiciliari, che forniscono assistenza a domicilio.

I molteplici ruoli della badante
- **Supporto emotivo:** di fronte alla malattia, l'incertezza e la paura possono essere schiaccianti. Il caregiver fornisce un supporto emotivo costante, confortando il paziente e aiutandolo ad affrontare le sfide.
- **Assistenza quotidiana:** per molti pazienti, le attività quotidiane possono diventare difficili. L'assistente può aiutare a preparare i pasti, a lavarsi, a spostarsi e ad altre necessità quotidiane.
- **Gestione dei farmaci:** Il caregiver si assicura che i farmaci vengano assunti correttamente e puntualmente, e può anche aiutare a riconoscere e gestire eventuali effetti collaterali.
- **Collegamento con gli operatori sanitari:** il caregiver spesso funge da intermediario tra il paziente e il suo team medico, aiutando a comunicare le

preoccupazioni, a comprendere le istruzioni mediche e a seguire i piani di cura.

- **Supporto logistico:** comprende il coordinamento degli appuntamenti medici, il trasporto e, se necessario, la gestione degli aspetti finanziari o amministrativi dell'assistenza.

Le sfide dell'assistenza

Essere un badante non è un compito facile. Il carico emotivo e fisico può essere pesante. Possono sentirsi stanchi, stressati e persino esauriti. Riconoscere le loro esigenze è quindi essenziale. È importante che abbiano accesso a risorse, come gruppi di sostegno o formazione, per aiutarli nel loro ruolo.

L'importanza del riconoscimento

Riconoscere il valore dei caregiver nel processo di cura è fondamentale. Gli operatori sanitari devono lavorare a stretto contatto con loro, considerandoli come partner nella cura del paziente. Una comunicazione aperta e rispettosa è essenziale.

Nel complesso e spesso tumultuoso panorama dell'assistenza sanitaria, il caregiver si erge come un faro, illuminando e assicurando il percorso del paziente. Comprendendo e valorizzando il loro ruolo, possiamo servire meglio non solo i pazienti, ma anche coloro che li sostengono con tanta dedizione e amore.

Comunicazione efficace con la famiglia

La comunicazione è uno dei pilastri dell'assistenza, e quando si tratta di trattare pazienti con disturbi neurologici o altre patologie complesse, non si ferma al rapporto tra l'operatore sanitario e il paziente. Una comunicazione efficace con la famiglia è altrettanto cruciale. La famiglia è spesso il principale sostegno emotivo e pratico del paziente ed è profondamente coinvolta nel suo benessere. Il modo in cui gli assistenti interagiscono con la famiglia può influenzare notevolmente il processo di guarigione, nonché il benessere emotivo e psicologico di tutte le persone coinvolte.

Nel vasto ecosistema dell'assistenza sanitaria, la famiglia occupa un posto centrale. Sono la memoria del paziente quando non può esprimersi, sono i custodi dei suoi desideri e delle sue volontà e spesso sono coloro che tengono d'occhio i minimi cambiamenti delle sue condizioni. Ma è anche composta da persone con le loro preoccupazioni, le loro speranze e le loro esigenze di informazione.

La chiave per una comunicazione efficace con la famiglia sta nell'empatia e nell'ascolto. Non basta informare, bisogna anche capire. Le famiglie sono immerse in un mondo medico complesso che non sempre comprendono. Ogni macchina, ogni termine medico e ogni nuovo trattamento possono sembrare intimidatori. Gli assistenti, con la loro esperienza, hanno la responsabilità di decifrare questo mondo per loro, non semplificando eccessivamente, ma illuminando con pazienza e compassione.

È anche importante ricordare che ogni famiglia è unica. Alcuni possono aver bisogno di dettagli approfonditi per sentirsi coinvolti e rassicurati, mentre altri possono sentirsi sopraffatti da troppe informazioni. Alcuni desiderano essere coinvolti attivamente nell'assistenza, mentre altri preferiscono restare in disparte. L'arte della comunicazione sta nella capacità di leggere queste esigenze individuali e di adattarsi di conseguenza.

È anche essenziale fornire uno spazio in cui le famiglie possano fare domande, esprimere preoccupazioni o semplicemente condividere le loro emozioni. Questi scambi non dovrebbero avvenire solo in occasione di crisi o di punti decisionali chiave, ma dovrebbero essere incoraggiati durante tutto il processo di cura.

In definitiva, una comunicazione efficace con la famiglia trascende le semplici parole. È radicata nel rispetto reciproco, nella comprensione e nel desiderio sincero di accompagnare il paziente e i suoi cari attraverso il labirinto delle cure mediche. Richiede non solo abilità, ma anche cuore, fornendo un ponte tra la scienza medica e l'umanità condivisa che ci lega tutti.

Sostenere i caregiver di fronte alle sfide malattia neurologica

Dietro ogni paziente con una malattia neurologica, c'è spesso una costellazione di assistenti - persone che offrono sostegno, assistenza e amore. Questi caregiver, che siano genitori, coniugi, amici o professionisti, diventano una forza silenziosa ma potente nel percorso del paziente. Tuttavia, le sfide della malattia neurologica non colpiscono solo il paziente, ma plasmano profondamente anche la vita di questi caregiver. Sostenere questi caregiver è un passo essenziale per garantire un'assistenza globale efficace.

La malattia neurologica, con il suo spettro di sintomi che vanno dal dolore fisico alla confusione mentale, può essere una montagna da scalare non solo per il paziente, ma anche per chi lo assiste. Vedere una persona cara lottare con la malattia può essere straziante e il carico di lavoro per chi assiste può essere estenuante. Tuttavia, così come la malattia presenta delle sfide, offre anche l'opportunità di creare legami più profondi, coltivare la pazienza e scoprire riserve insospettate di resilienza.

Capire le pressioni sul caregiver

Oltre a svolgere un ruolo chiave nel sostenere il paziente, i caregiver devono affrontare molteplici pressioni. C'è la pressione emotiva di vedere una persona cara soffrire, la pressione fisica dell'assistenza quotidiana e la pressione psicologica di essere sempre 'in allerta', anticipando i bisogni e rispondendo alle crisi.

Fornire un supporto emotivo

È fondamentale riconoscere l'impatto emotivo che può avere l'assistenza a una persona con una condizione neurologica. I caregiver hanno bisogno di spazi per esprimere le proprie emozioni, sia attraverso gruppi di sostegno, terapia individuale o semplicemente conversazioni sincere con i propri cari.

Fornire risorse e formazione

I badanti, soprattutto se sono nuovi al ruolo, possono sentirsi in difficoltà di fronte alle esigenze dell'assistenza. Fornire una formazione su come gestire determinati sintomi, utilizzare le apparecchiature o comunicare in modo efficace può essere una vera e propria ancora di salvezza.

Sottolineare l'importanza del riposo

Il burnout dei caregiver è reale. Proprio come i pazienti hanno bisogno di cure, anche i caregiver hanno bisogno di riposo. È essenziale incoraggiare i caregiver a prendersi del tempo per se stessi, sia per rilassarsi, sia per fare qualcosa di piacevole o semplicemente per riposare.

Creare una comunità

I badanti hanno bisogno di sapere che non sono soli. Il collegamento con una comunità di persone che vivono situazioni simili può fornire una rete di sostegno inestimabile. Possono condividere consigli, storie e risorse, o semplicemente offrire ascolto.

Prendersi cura di coloro che si prendono cura degli altri è una parte essenziale della gestione delle malattie neurologiche. Sostenendo questi caregiver, rafforziamo la catena di assistenza che circonda ogni paziente, garantendo una migliore qualità di vita per tutti.

Capitolo 9

RIABILITAZIONE E RIABILITAZIONE IN NEUROLOGIA

Principi di base
riabilitazione neurologica

La riabilitazione neurologica è una disciplina medica che mira a migliorare e ripristinare le funzioni delle persone affette da disturbi neurologici. Utilizzando un approccio multidisciplinare, mira ad aiutare i pazienti a recuperare un livello ottimale di indipendenza nelle loro attività quotidiane. I principi di base della riabilitazione neurologica si basano su una comprensione approfondita del sistema nervoso e della sua capacità di ripararsi, adattarsi e riconfigurarsi.

1. Plasticità cerebrale
Uno dei principi fondamentali della riabilitazione neurologica è la plasticità cerebrale. Si tratta della capacità del sistema nervoso di riorganizzarsi in risposta a una lesione. Questa riorganizzazione può essere stimolata da terapie specifiche, favorendo il recupero delle funzioni perse.

2. Approccio personalizzato
Ogni individuo è unico, così come lo sono le lesioni o le malattie neurologiche che può subire. Di conseguenza, la riabilitazione deve essere personalizzata, in base alle esigenze, alle capacità e agli obiettivi del paziente.

3. Intervento precoce
Il trattamento precoce è spesso associato a risultati migliori. Iniziare la riabilitazione subito dopo una lesione o l'insorgere di una malattia può massimizzare i benefici della plasticità cerebrale e ridurre al minimo le complicazioni secondarie.

4. Approccio multidisciplinare
La riabilitazione neurologica coinvolge un team di professionisti, tra cui neurologi, fisioterapisti, terapisti occupazionali, logopedisti, neuropsicologi e altri specialisti. Ogni membro apporta la propria esperienza per affrontare le sfide multidimensionali associate alle condizioni neurologiche.

5. Educazione e responsabilizzazione

È essenziale che i pazienti e le loro famiglie comprendano la natura della malattia o della lesione e gli obiettivi della riabilitazione. L'educazione responsabilizza i pazienti e le loro famiglie, consentendo loro di prendere decisioni informate e di svolgere un ruolo attivo nel processo di recupero.

6. Rivalutazione continua

Il processo di riabilitazione richiede una valutazione e una rivalutazione costante. Man mano che il paziente progredisce, può essere necessario modificare gli obiettivi e gli interventi.

7. Approccio olistico

Oltre agli interventi fisici, è altrettanto fondamentale prendersi cura degli aspetti emotivi, psicologici e sociali del paziente. La guarigione e la riabilitazione comprendono l'intera persona.

8. Promuovere l'attività e la partecipazione

Incoraggiare i pazienti a svolgere un ruolo attivo nel processo di riabilitazione non solo migliora il recupero fisico, ma aumenta anche l'autostima e la fiducia.

9. Ambiente adattato

Un ambiente adatto e stimolante è fondamentale. Strutture e attrezzature specifiche possono aiutare a massimizzare i risultati della riabilitazione.

10. Integrazione sociale

Uno degli obiettivi principali è reintegrare il paziente nella società. Questo può significare tornare al lavoro, riprendere le attività ricreative o semplicemente essere in grado di interagire socialmente.

La riabilitazione neurologica è un processo

Si tratta di una condizione complessa e dinamica che richiede un approccio coordinato, paziente e dettagliato per ripristinare la funzionalità e migliorare la qualità della vita.

Lavorare con i terapisti (fisioterapia, logopedia, ecc.).

La cura di un paziente neurologico non si basa solo sull'assistenza infermieristica o medica. Richiede un approccio olistico, integrando diverse specialità terapeutiche. La stretta collaborazione tra infermieri e terapisti, come fisioterapisti, logopedisti, terapisti occupazionali e altri, è fondamentale per garantire una riabilitazione completa ed efficace. Vediamo come funziona questa collaborazione quotidianamente e come contribuisce all'assistenza ottimale del paziente.

1. Comunicazione aperta e regolare

Il cuore di ogni collaborazione di successo è la comunicazione trasparente. Infermieri e terapisti devono comunicare regolarmente sulle condizioni del paziente, sugli obiettivi terapeutici e sui progressi. Questo può avvenire sotto forma di riunioni d'équipe, note nella cartella clinica del paziente o discussioni informali.

2. Comprendere i ruoli

Ogni professionista apporta una competenza unica al processo di riabilitazione. L'infermiere può avere una prospettiva generale della condizione del paziente, mentre il fisioterapista si concentra sulla mobilità, il logopedista sul linguaggio e sulla deglutizione, e così **via. La comprensione del ruolo di ciascuno consente di indirizzare il paziente verso lo specialista giusto al momento giusto.**

3. Stabilire obiettivi comuni

La definizione degli obiettivi del paziente è spesso uno sforzo collettivo. Gli infermieri, con la loro conoscenza approfondita del paziente, possono aiutare a stabilire obiettivi realistici e appropriati, in collaborazione con i terapisti.

4. Supporto trasversale

Gli infermieri possono rafforzare gli interventi dei terapisti ricordando ai pazienti gli esercizi di fisioterapia, monitorando la sicurezza durante le sessioni di terapia occupazionale o aiutando con le tecniche apprese durante la logopedia. Allo stesso modo, i terapisti possono riferire agli infermieri qualsiasi cambiamento nelle condizioni del paziente che osservano durante il loro intervento.

5. Educazione condivisa

La formazione continua è essenziale nel settore medico. Gli infermieri e i terapisti possono beneficiare di workshop o sessioni educative congiunte per comprendere meglio le tecniche, gli strumenti e gli approcci più recenti nelle diverse aree della riabilitazione neurologica.

6. Coordinamento delle cure

Per evitare l'affaticamento del paziente e ottimizzare i periodi di riposo, è essenziale coordinare gli interventi. Per esempio, evitare di fare una sessione di logopedia direttamente dopo una sessione di fisioterapia intensiva.

7. Pianificazione dell'uscita e follow-up

Quando il paziente è pronto a lasciare il reparto o l'ospedale, è necessaria una stretta collaborazione per stabilire un piano di assistenza post-ospedaliera. Questo può includere raccomandazioni per terapie domiciliari, dispositivi di assistenza o modifiche alla casa.

In definitiva, la collaborazione tra infermieri e terapisti non solo migliora i risultati per i pazienti neurologici, ma crea anche un ambiente di lavoro più armonioso e produttivo per tutti i professionisti coinvolti. Ogni specialista suona una nota distinta, ma insieme creano una sinfonia di cure che può migliorare notevolmente la qualità di vita del paziente.

Casi di studio
di successi nella riabilitazione

I casi di studio sono un modo efficace per mostrare concretamente come la teoria e la pratica si uniscono per creare risultati positivi per i pazienti in riabilitazione. Vediamo alcuni esempi immaginari di storie di successo nella riabilitazione neurologica:

1. Signora Dubois: riabilitazione dell'ictus
Situazione iniziale :
La signora Dubois, di 68 anni, è stata ricoverata in ospedale a seguito di un ictus che ha paralizzato il lato destro del suo corpo. Inizialmente, non riusciva a camminare, parlava in modo confuso e aveva difficoltà a svolgere compiti semplici come vestirsi.
Discorso:
È stato adottato un approccio multidisciplinare. La fisioterapia si è concentrata sul rafforzamento muscolare e sulla mobilità. La logopedia ha affrontato i problemi di linguaggio e di deglutizione. La terapia occupazionale ha aiutato ad adattare il suo ambiente e a insegnargli nuovi metodi per svolgere le attività quotidiane.
Problema :
Dopo alcuni mesi, la signora Dubois fu in grado di camminare quasi normalmente con l'aiuto di un bastone, il suo linguaggio migliorò notevolmente e riacquistò un certo grado di indipendenza nelle sue attività quotidiane.

2. Signor Ahmed: trauma cranico a seguito di un incidente
Situazione iniziale :
Il signor Ahmed, di 32 anni, ha subito un grave trauma cranico dopo un incidente stradale. Aveva problemi di memoria, sbalzi d'umore e difficoltà di concentrazione.
Discorso:

Un neuropsicologo ha lavorato con il signor Ahmed sui suoi problemi cognitivi, mentre un terapista della riabilitazione ha affrontato i deficit motori. Sono state introdotte anche sessioni di psicoterapia per gestire gli sbalzi d'umore e lo stress post-traumatico.

Problema :

Nel corso del tempo, con un sostegno costante e una terapia mirata, il signor Ahmed ha riacquistato gran parte delle sue capacità cognitive, ha imparato tecniche per gestire lo stress e le emozioni e, gradualmente, è tornato al lavoro.

3. Signorina Clara: sclerosi multipla

Situazione iniziale :

Alla signorina Clara, 28 anni, è stata diagnosticata la sclerosi multipla (SM). Aveva problemi di intorpidimento, di coordinazione e di stanchezza estrema.

Discorso:

La riabilitazione si è concentrata sulla gestione della fatica, sul miglioramento della coordinazione e della forza muscolare. Sono stati messi in atto anche interventi per gestire sintomi come i problemi visivi e la sensibilità al calore.

Problema :

Anche se la SM è una malattia cronica, Clara è riuscita a mantenere una qualità di vita soddisfacente grazie alla riabilitazione. Ha adattato il suo stile di vita, incorporando periodi di riposo, ma continua a lavorare e a partecipare alle attività sociali, gestendo con successo i suoi sintomi.

Questi casi di studio fittizi illustrano come la riabilitazione, adattata alle esigenze specifiche di ciascun paziente, possa migliorare notevolmente la qualità della vita, ripristinare le funzioni perdute e aiutare i pazienti a ritrovare la loro indipendenza, anche dopo eventi medici devastanti.

Capitolo 10

ETICA
E
DEONTOLOGIA
IN NEUROLOGIA

Questioni etiche
specifico per la neurologia

La neurologia, all'intersezione tra cervello, mente e corpo, è un campo di grandi dilemmi etici. I progressi medici e tecnologici sollevano regolarmente domande sul rispetto della dignità, dei diritti e delle scelte dei pazienti. Ecco alcune delle questioni etiche specifiche della neurologia:

1. Definizione di vita e di morte:
   - **Stato vegetativo e stato di minima coscienza**: determinare se un paziente è cosciente può influenzare decisioni cruciali come il proseguimento o l'interruzione delle cure. Come possiamo essere sicuri che una persona sia veramente incosciente o senza la possibilità di svegliarsi?
   - **Definizione di morte cerebrale**: la definizione esatta e i criteri per dichiarare la morte cerebrale variano da Paese a Paese, influenzando le decisioni sulla donazione di organi o sul ritiro delle cure.
2. Autonomia del paziente e processo decisionale:
   - **Consenso informato**: nel contesto dei disturbi neurologici, può essere difficile stabilire se un paziente è in grado di dare un consenso informato a un trattamento o a un intervento.
   - **Pazienti affetti da demenza**: i cambiamenti nelle capacità cognitive rendono complesso il processo decisionale terapeutico.
3. Trattamenti e interventi innovativi:
   - **Stimolazione cerebrale profonda**: utilizzata per trattare patologie come il morbo di Parkinson, questa procedura può modificare la personalità o il comportamento. Chi decide se i benefici superano i rischi potenziali?
   - **Il potenziamento neurologico**: L'uso di farmaci o interventi per migliorare o aumentare la funzione

cerebrale in persone sane solleva questioni di equità, pressione sociale e limiti della 'normalità'.
4. Riservatezza e divulgazione delle informazioni:
   - I test genetici per identificare il rischio di malattie neurodegenerative (come la malattia di Huntington) sollevano la questione di se, quando e come divulgare queste informazioni ai pazienti e alle loro famiglie.
5. Allocazione delle risorse:
   - Con risorse limitate, come si decide la distribuzione di trattamenti costosi o l'accesso a interventi specialistici?
6. Ricerca clinica:
   - La conduzione di studi clinici su pazienti neurologici, in particolare su quelli che non possono dare il consenso, solleva domande sull'uso potenziale e sul rischio-beneficio degli interventi.
7. Rapporti con l'industria:
   - Le collaborazioni tra neurologi e industrie farmaceutiche o tecnologiche possono creare conflitti di interesse, influenzando potenzialmente le scelte terapeutiche o le direzioni della ricerca.

Come disciplina che studia l'organo più complesso del corpo umano, la neurologia si trova naturalmente di fronte a profondi dilemmi etici. Affrontare questi problemi richiede un pensiero multidisciplinare, che coinvolga non solo i neurologi, ma anche i pazienti, le famiglie, gli etici e la società nel suo complesso.

Diritti del paziente e autonomia

I diritti del paziente in neurologia, come in qualsiasi altro campo medico, sono fondamentali per garantire la dignità, il rispetto e l'assistenza adeguata di ogni individuo. L'autonomia, in particolare, è un pilastro centrale di questi diritti, in quanto garantisce che i pazienti abbiano il controllo delle proprie decisioni mediche. Esploriamo questi concetti in modo più dettagliato.

<u>Diritti dei pazienti</u>

1. Diritto all'informazione: tutti i pazienti hanno il diritto di essere informati in modo chiaro, adeguato al loro livello di comprensione, sul loro stato di salute, sugli interventi proposti, sui loro benefici e sui loro rischi potenziali.

2. Diritto al consenso informato: nessuna procedura medica o ricerca può essere effettuata senza il consenso libero e informato del paziente.

3. Diritto alla riservatezza: tutte le informazioni riguardanti il paziente, compreso il suo stato di salute, il suo trattamento e la sua storia medica, devono rimanere riservate.

4. Diritto di accesso alle cartelle cliniche: i pazienti hanno il diritto di consultare e ottenere una copia delle loro cartelle cliniche.

5. Diritto a un'assistenza di qualità: ogni paziente ha il diritto di ricevere la migliore assistenza possibile, adeguata al suo stato di salute e senza discriminazioni.

6. Diritto di rifiutare il trattamento: anche dopo essere stato informato delle possibili conseguenze, il paziente ha il diritto di rifiutare il trattamento o un intervento.

7. Diritto di presentare un reclamo: Se un paziente ritiene che i suoi diritti non siano stati rispettati, ha il diritto di presentare un reclamo.

<u>Autonomia del paziente</u>

L'autonomia si riferisce alla capacità di prendere decisioni e di agire secondo i propri valori e le proprie convinzioni. Nel contesto medico, ciò significa rispettare le scelte e le decisioni del paziente, anche se differiscono da ciò che il professionista sanitario ritiene 'migliore' per il paziente.

- **Rispetto della scelta del paziente**: L'autonomia implica che i pazienti abbiano l'ultima parola sulle decisioni mediche che li riguardano, purché siano in grado di comprendere le implicazioni di tali decisioni.

- **Capacità decisionale**: in alcuni casi, come nel caso di gravi disturbi neurologici, la capacità del paziente di prendere decisioni può essere compromessa. In queste situazioni, può essere necessario nominare un rappresentante legale o una persona di fiducia che prenda decisioni per conto del paziente.
- **Pianificazione anticipata delle cure**: le direttive anticipate o il testamento biologico consentono ai pazienti di esprimere i loro desideri in merito alle cure e ai trattamenti che desiderano ricevere (o non ricevere) se un giorno non saranno più in grado di comunicare o di prendere decisioni.
- **Educazione e supporto**: per garantire l'indipendenza, è essenziale educare i pazienti sulla loro condizione e sulle opzioni di trattamento. Aiutarli a comprendere la loro malattia li mette in grado di prendere decisioni informate.

I diritti e l'autonomia dei pazienti sono essenziali per garantire un'assistenza medica rispettosa e incentrata sul paziente. Nel campo della neurologia, con condizioni che possono influenzare la capacità decisionale e la cognizione, questi principi assumono un'importanza particolare, richiedendo una costante attenzione e sensibilità da parte degli operatori sanitari.

Casi di studio e dilemmi etici comuni

La neurologia, a causa della sua stretta relazione con il cervello e la coscienza, si trova ad affrontare una serie di complessi dilemmi etici. I casi di studio offrono l'opportunità di esaminare questi dilemmi in modo approfondito, consentendo agli operatori sanitari di orientarsi meglio in queste situazioni delicate. Ecco alcuni esempi di casi di studio, seguiti dai dilemmi etici comuni associati.

Casi di studio:

1. La signora Dupont, 78 anni, è affetta da Alzheimer avanzato:

La signora Dupont, che vive in una struttura di assistenza a lungo termine, non riconosce più la sua famiglia. Ha redatto le direttive anticipate dieci anni fa, rifiutando qualsiasi trattamento invasivo. Ora ha un'infezione che richiede il ricovero in ospedale e forse un intervento chirurgico. Le sue istruzioni devono essere seguite, anche se la sua famiglia insiste sul trattamento?

Dilemma etico: direttive anticipate rispetto ai desideri attuali della famiglia.

2. Il signor Bernard, 40 anni, trauma cranico a seguito di un incidente:

Dopo un grave incidente stradale, il signor Bernard è in coma. Gli esami hanno mostrato un'attività cerebrale minima. Sua moglie, sperando in un miracolo, ha insistito affinché rimanesse sotto ventilazione meccanica. Il team medico, tuttavia, ritiene che ci siano poche possibilità di recupero.

Dilemma etico: quando ritirare il supporto vitale? Chi decide?

3. Clara, 16 anni, epilessia:

Clara, a cui è stata recentemente diagnosticata l'epilessia, vuole partecipare a tutte le attività scolastiche ed extrascolastiche come i suoi coetanei, compreso il nuoto. Il suo neurologo è preoccupato per i rischi potenziali di avere una crisi epilettica durante il nuoto.

Dilemma etico: autonomia del paziente vs. sicurezza e benessere.

Dilemmi etici comuni:
1. Interruzione del trattamento:
In quali circostanze è opportuno interrompere il trattamento, soprattutto se questo potrebbe portare alla morte del paziente? Come si può bilanciare la qualità della vita con la longevità?

2. Consenso informato:
Come si può ottenere il consenso informato per i pazienti con difficoltà cognitive o alterazioni della coscienza?

3. Ricerca clinica:
Quando si lavora con pazienti affetti da disturbi neurologici, come ci si assicura che siano veramente in grado di dare il loro consenso a partecipare a uno studio clinico?

4. Potenziamento neurologico:
Quanto è etico utilizzare gli interventi neurologici per 'migliorare' gli individui sani, piuttosto che per trattare le malattie?

5. Genetica e previsioni:
È etico rivelare a un paziente che ha una predisposizione genetica a una malattia neurodegenerativa senza trattamento noto?

Esaminando questi casi e dilemmi, è chiaro che la neurologia, come molte specialità mediche, si trova ad affrontare profonde questioni etiche. Per navigare in queste acque complesse, spesso è necessario un approccio multidisciplinare, che comprende la consultazione di etici, pazienti, famiglie e operatori sanitari.

Capitolo 11

INNOVAZIONI
E
PROGRESSI
IN NEUROLOGIA

Le ultime scoperte e ricerche

Il campo della neurologia è in costante evoluzione, con nuove scoperte e ricerche pubblicate quasi quotidianamente. È importante notare che il mio ultimo aggiornamento risale al settembre 2021. Detto questo, ecco una panoramica dei principali progressi fino a quella data:

1. Malattie neurodegenerative :
   - **Malattia di Alzheimer**: sono stati fatti progressi nell'identificazione di biomarcatori precoci della malattia, facilitando la diagnosi precoce. L'adducanumab, un farmaco che colpisce le placche amiloidi, è stato approvato dalla FDA, anche se rimane controverso a causa dei suoi incerti benefici clinici.
   - **Malattia di Parkinson**: la ricerca si è concentrata sulla comprensione del ruolo delle proteine alfa-sinucleina e sui nuovi bersagli per la terapia genica.

2. Neuroinfiammazione :
Gli studi hanno evidenziato il ruolo potenziale dell'infiammazione in varie malattie neurologiche, compresa la depressione. I trattamenti che mirano alle vie infiammatorie sono attualmente in fase di studio.

3. Neuroplasticità :
La comprensione della capacità del cervello di rimodellarsi e di creare nuove connessioni, anche in età adulta, ha aperto nuove strade per terapie innovative, in particolare per le vittime di ictus.

4. Epilessia :
I progressi nei dispositivi impiantabili hanno offerto nuove soluzioni ai pazienti che soffrono di epilessia refrattaria.

5. Terapie geniche :
Le terapie geniche sono state sviluppate per trattare alcune malattie neurologiche rare, come l'atrofia muscolare spinale.

6. Interfacce cervello-computer :
Queste tecnologie, che consentono la comunicazione diretta tra il cervello e i dispositivi esterni, hanno fatto progressi, offrendo una speranza ai pazienti paralizzati o affetti da malattie degenerative.

7. Microbioma e cervello :
La ricerca ha rivelato i legami tra il microbioma intestinale e il cervello, aprendo nuove potenziali terapie per malattie come la sclerosi multipla e il morbo di Parkinson.

8. Lesioni alla testa :
L'importanza delle conseguenze a lungo termine delle lesioni alla testa, in particolare in termini di rischio di demenza o di malattie neurodegenerative, è diventata sempre più chiara.

9. Neuroimaging :
Le tecniche di imaging avanzate, come la risonanza magnetica funzionale ad alta risoluzione, hanno permesso di visualizzare il cervello in azione con una precisione senza precedenti.

10. Terapie con cellule staminali :
Gli studi clinici hanno valutato il potenziale delle cellule staminali nella rigenerazione dei tessuti danneggiati, in particolare nelle lesioni del midollo spinale.

I progressi in neurologia si susseguono a ritmo serrato. Per rimanere aggiornati, è fondamentale che i professionisti seguano regolarmente le pubblicazioni delle principali riviste scientifiche, partecipino alle conferenze e collaborino con gli esperti del settore.

L'impatto delle tecnologie innovative (ad esempio, la telemedicina, l'intelligenza artificiale).

L'impatto delle tecnologie innovative in neurologia è considerevole e trasforma il modo in cui vengono fornite le cure e le malattie vengono diagnosticate e trattate. Le applicazioni della telemedicina e dell'intelligenza artificiale (AI) sono esempi eclatanti. Scopriamo insieme come queste tecnologie stanno influenzando il panorama neurologico.

Telemedicina :
La rapida adozione della telemedicina è stata accelerata da eventi globali, in particolare dalla pandemia COVID-19. In neurologia, questo è stato particolarmente vantaggioso per :

- **Consulti a distanza**: i pazienti con malattie neurologiche, in particolare quelli che vivono in aree remote, possono accedere agli specialisti senza dover viaggiare.
- **Telestroke**: La capacità di valutare rapidamente un paziente con sospetto ictus e di collaborare con i centri specializzati può fare la differenza in termini di risultati per il paziente.
- **Monitoraggio dei pazienti**: La telemedicina consente ai pazienti affetti da malattie croniche come il morbo di Parkinson o l'epilessia di essere monitorati regolarmente, senza dover viaggiare spesso.

Intelligenza artificiale (AI) :
L'AI, con le sue capacità di apprendimento automatico, sta portando una rivoluzione nella diagnosi, nel trattamento e nella ricerca in neurologia.

- **Neuroimaging**: gli algoritmi di AI possono rilevare sottili anomalie nelle immagini del cervello, a volte molto prima che siano visibili all'occhio umano. Questo può essere fondamentale per la diagnosi precoce di malattie come l'Alzheimer.

- **Previsione e personalizzazione**: l'AI può aiutare a prevedere quale paziente risponderà meglio a quale trattamento, consentendo una medicina più personalizzata.
- **Rilevamento delle crisi** epilettiche: per i pazienti affetti da epilessia, i dispositivi basati sull'AI possono monitorare e prevedere continuamente un'imminente crisi epilettica, offrendo la possibilità di agire in modo preventivo.
- **Interfacce cervello-computer**: questi dispositivi, combinati con l'AI, possono aiutare a ripristinare le funzioni nelle persone con paralisi o altri deficit neurologici.
- **Ricerca e studi clinici**: l'AI può analizzare rapidamente grandi insiemi di dati per trovare modelli o correlazioni, accelerando la ricerca e la scoperta di nuovi trattamenti.

Implicazioni etiche e pratiche:
Sebbene la tecnologia offra molte opportunità, pone anche delle sfide. La riservatezza dei dati, la sicurezza e le implicazioni etiche del processo decisionale automatizzato sono tutte questioni che devono essere affrontate con attenzione.

Anche la formazione continua dei neurologi e degli operatori sanitari è essenziale per adattarsi a questa nuova era tecnologica. Devono non solo capire come utilizzare questi strumenti in modo efficace, ma anche essere consapevoli dei loro limiti.
In breve, la convergenza della neurologia con la telemedicina e l'AI promette rapidi progressi in termini di assistenza ai pazienti e di ricerca. Tuttavia, questa

transizione deve essere gestita con attenzione per garantire la sicurezza, l'etica e l'efficacia dei nuovi metodi.

La neurologia di domani: prospettive e sfide

La neurologia, come molti altri campi medici, si trova a un bivio. Con i rapidi progressi tecnologici, i progressi nella comprensione dei meccanismi alla base delle malattie neurologiche e la globalizzazione dell'assistenza sanitaria, le prospettive sono entusiasmanti, ma comportano anche nuove sfide. Approfondiamo il futuro della neurologia per scoprire cosa ci aspetta.

1. Medicina personalizzata:
I progressi nel sequenziamento genomico e nell'analisi dei dati promettono trattamenti più personalizzati. A seconda della genetica, dello stile di vita e di altri fattori, i trattamenti potrebbero essere adattati all'individuo per massimizzare l'efficacia e minimizzare gli effetti collaterali.

2. Terapie rigenerative:
Le cellule staminali e le terapie geniche offrono la speranza di ripristinare la funzione nelle malattie neurodegenerative e dopo una lesione traumatica del sistema nervoso.

3. Realtà aumentata e realtà virtuale:
Queste tecnologie potrebbero trasformare la riabilitazione neurologica, offrendo simulazioni immersive per aiutare a ripristinare le funzioni motorie o cognitive dopo un ictus, un trauma cranico o altre condizioni.

4. Dispositivi impiantabili:
Oltre agli stimolatori cerebrali profondi utilizzati nella malattia di Parkinson, potremmo vedere dispositivi che

migliorano la memoria, aiutano la vista o ripristinano altre funzioni neurologiche.

5. Neuroetica:

Con tutti questi progressi, si pone una nuova serie di domande etiche. Chi ha accesso a questi trattamenti? Come devono essere gestiti i dati sensibili dei pazienti? E fino a che punto dovremmo interferire con il funzionamento naturale del cervello umano?

6. Economia sanitaria:

Man mano che i trattamenti diventano più sofisticati, diventano anche più costosi. Come faranno i sistemi sanitari, le compagnie assicurative e i pazienti stessi a gestire questi costi?

7. Collaborazione interdisciplinare:

La neurologia non può più funzionare in una bolla. La collaborazione con altre discipline mediche, così come con campi come l'informatica, la robotica e persino le scienze sociali, sarà fondamentale.

8. Istruzione e formazione:

I neurologi e gli altri operatori sanitari dovranno aggiornare costantemente le loro competenze e conoscenze, non solo in campo neurologico, ma anche tecnologico, etico e comunicativo.

9. Accesso complessivo alle cure:

La disparità nell'accesso alle cure neurologiche, in particolare nei Paesi a basso e medio reddito, è una delle principali preoccupazioni. Come possiamo garantire che i benefici dei progressi della neurologia arrivino a tutti, indipendentemente dalla geografia o dalla ricchezza?

10. Ambiente e neurologia:
Con il cambiamento climatico e le preoccupazioni ambientali, potrebbero sorgere malattie emergenti e sfide per la salute neurologica.

La neurologia di domani offre incredibili opportunità per migliorare la vita dei pazienti. Tuttavia, ogni progresso comporta una serie di sfide. Per affrontarle saranno necessarie una visione illuminata, una collaborazione senza precedenti e un impegno verso l'etica e l'equità. La neurologia è sulla soglia di una rivoluzione e dobbiamo essere pronti a navigare in acque spesso inesplorate.

Capitolo 12

L'IMPORTANZA DI LAVORO INTERDISCIPLINARE

Collaborare
con altre specialità mediche

Sebbene la neurologia si concentri sulla diagnosi e sul trattamento delle malattie del sistema nervoso, non opera nel vuoto. Infatti, la cura dei pazienti neurologici richiede spesso una stretta collaborazione con altre specialità mediche, al fine di fornire un'assistenza completa e olistica. Vediamo come questa collaborazione si manifesta nel lavoro quotidiano di un neurologo e perché è fondamentale per un'assistenza ottimale.

Cardiologia:
I disturbi cardiovascolari hanno implicazioni dirette sulla salute neurologica. Per esempio, un paziente che ha subito un ictus deve collaborare con un cardiologo per gestire i fattori di rischio, come l'aritmia o l'ipertensione, che possono aver contribuito all'ictus.

Psichiatria:
Le malattie neurologiche possono spesso avere manifestazioni psichiatriche. Per esempio, la depressione è comune nei pazienti con la malattia di Parkinson. La collaborazione con la psichiatria può aiutare a diagnosticare e trattare questi sintomi.

Neurochirurgia:
Alcune condizioni, come i tumori cerebrali o gli aneurismi, possono richiedere un intervento chirurgico. I neurologi spesso collaborano con i neurochirurghi per discutere le opzioni migliori per il paziente.

Radiologia:
La neuroimmagine è fondamentale per la diagnosi di molte malattie neurologiche. I neurologi collaborano con i radiologi per interpretare la risonanza magnetica, la TAC, la PET e altre immagini.

Reumatologia:
Le malattie autoimmuni, come la sclerosi multipla, spesso si sovrappongono alla reumatologia e alla neurologia. La gestione congiunta può giovare ai pazienti.

Endocrinologia:
Gli squilibri ormonali possono influenzare o imitare le malattie neurologiche. I disturbi della tiroide, ad esempio, possono causare neuropatia o miopatia.

Genetica medica:
Molte malattie neurologiche hanno una componente genetica. La collaborazione con i genetisti medici può aiutare a identificare i rischi, consigliare i pazienti e guidare il trattamento.

Rieducazione e riabilitazione:
Dopo eventi come un ictus o una lesione cerebrale traumatica, i pazienti possono aver bisogno di fisioterapia, terapia occupazionale o logopedia per recuperare le funzioni. I neurologi lavorano a stretto contatto con questi professionisti per garantire un recupero ottimale.

Gerontologia:
Con l'invecchiamento, le malattie neurodegenerative come l'Alzheimer diventano più comuni. La collaborazione con i gerontologi può aiutare a gestire le sfide specifiche dei pazienti anziani.

La collaborazione interdisciplinare consente di fornire un'assistenza completa, con ogni specialista che contribuisce con la sua esperienza unica per offrire la migliore assistenza possibile al paziente. Ciò richiede una comunicazione aperta, il rispetto dei contributi reciproci e il desiderio costante di mettere il paziente al centro di tutto ciò che facciamo. Nel complesso panorama medico di oggi, il lavoro di squadra è più cruciale che mai.

Ruoli complementari
all'interno del team

La cura di un paziente, in particolare in un campo complesso come quello della neurologia, è ben lungi dall'essere uno sforzo di un singolo individuo. Al contrario, richiede un coordinamento fluido e complementare tra diversi professionisti della salute. Ogni membro del team svolge un ruolo distinto, ed è la sinergia delle loro competenze che assicura un'assistenza completa al paziente. Analizziamo come questi ruoli si completano a vicenda in un team di neurologia.

1. Neurologi:
Spesso sono i "conduttori" che diagnosticano le malattie neurologiche, propongono piani di trattamento e supervisionano l'assistenza complessiva del paziente.

2. Infermieri specializzati in neurologia:
Spesso sono i primi a rispondere a qualsiasi cambiamento nelle condizioni del paziente. Somministrano farmaci, monitorano i segni vitali, educano i pazienti e le loro famiglie e fanno da ponte tra il paziente e il neurologo.

3. Neurochirurghi:
Intervengono quando è necessario un trattamento chirurgico, sia per rimuovere un tumore, trattare un aneurisma o impiantare un dispositivo.

4. Radiologi:
Essenziali per l'imaging del cervello e della colonna vertebrale, forniscono interpretazioni dettagliate delle immagini per guidare la diagnosi e il trattamento.

5. Fisioterapisti:
Lavorano con i pazienti per migliorare la mobilità, rafforzare i muscoli e ripristinare le funzioni perse a causa di condizioni neurologiche.

6. Logopedisti:
Cruciale per i pazienti con problemi di linguaggio o di deglutizione, spesso in seguito a un ictus.

7. Terapisti occupazionali:
Aiutano i pazienti a recuperare l'indipendenza nelle attività quotidiane, come vestirsi, cucinare e lavorare.

8. Psicologi e psichiatri:
Affrontano gli aspetti emotivi e mentali della malattia neurologica, offrendo sostegno, strategie di coping e, se necessario, un trattamento.

9. Assistenti sociali:
Aiutano a superare le sfide non mediche, come la pianificazione della dimissione, l'accessibilità della casa e le questioni finanziarie.

10. Farmacisti:
Forniscono consulenza sulla somministrazione dei farmaci, sulle possibili interazioni e sugli effetti collaterali.

11. Nutrizionisti:
Alcuni disturbi neurologici possono richiedere aggiustamenti dietetici o diete specifiche. I nutrizionisti guidano questi cambiamenti per garantire una salute ottimale.

La bellezza sta nel modo in cui questi ruoli si intersecano e si completano a vicenda. Ad esempio, quando un paziente si sta riprendendo da un ictus, può avere bisogno di un neurologo per gestire il trattamento medico, di un fisioterapista per ripristinare la mobilità, di un logopedista per aiutarlo a parlare di nuovo e di un assistente sociale per organizzare l'assistenza a casa.

Questo approccio complementare assicura che venga preso in considerazione ogni aspetto del benessere del paziente. Riflette una visione olistica della salute, in cui il paziente viene visto nella sua interezza e non solo attraverso il prisma della sua malattia. Si tratta di un approccio veramente centrato sul paziente, in cui l'obiettivo non è solo quello di trattare una malattia, ma di ripristinare la qualità della vita.

I vantaggi Un approccio olistico all'assistenza

L'approccio olistico all'assistenza medica è nato dalla consapevolezza che gli esseri umani non sono semplici aggregati di sintomi e malattie, ma entità complesse e interconnesse che richiedono attenzione a tutte le loro sfaccettature per poter essere veramente guarite. Lungi dall'essere solo un concetto filosofico, questo approccio apporta benefici tangibili alla cura dei pazienti, in particolare in aree delicate come la neurologia. Vediamo insieme questi benefici.

1. Assistenza personalizzata:
Ogni individuo è unico, con il suo background, il suo ambiente e le sue esperienze di vita. L'approccio olistico riconosce questa unicità e adatta l'assistenza di conseguenza, assicurando che ogni paziente riceva il trattamento più adatto alla sua situazione.

2. Benessere emotivo e mentale:
Concentrarsi solo sul problema medico fisico può far perdere di vista il disagio emotivo e mentale. Un approccio olistico assicura che vengano affrontati anche questi

aspetti, che possono avere un impatto profondo sulla guarigione e sulla qualità della vita.

3. Promuovere la prevenzione:
Piuttosto che concentrarsi esclusivamente sul trattamento delle malattie esistenti, l'approccio olistico sottolinea anche l'importanza della prevenzione, affrontando elementi come lo stile di vita, l'alimentazione e la gestione dello stress.

4. Integrazione della medicina complementare:
Molti pazienti trovano sollievo o sostegno in terapie complementari come l'agopuntura, la meditazione o la fitoterapia. L'approccio olistico riconosce e integra queste terapie, se ritenute utili.

5. Migliorare il rapporto paziente-caregiver:
Cercando di comprendere il paziente nella sua interezza, spesso si instaura un rapporto più profondo e significativo tra paziente e assistente. Questo può migliorare la comunicazione, creare fiducia e, in ultima analisi, migliorare i risultati dell'assistenza.

6. Gestire i sintomi complessi:
Alcuni sintomi non possono essere facilmente spiegati da un'unica causa fisica. Una visione olistica può aiutare a identificare e trattare le cause sottostanti o interconnesse che potrebbero essere trascurate in un approccio più riduzionista.

7. Rafforzare l'autonomia del paziente:
L'approccio olistico spesso incoraggia i pazienti a prendere parte attiva alla propria guarigione, educandoli e coinvolgendoli nelle decisioni terapeutiche.

8. Riduzione delle riammissioni e delle complicanze:
Affrontando le cause profonde e integrando varie modalità di trattamento, l'approccio olistico può ridurre le probabilità di recidiva o di complicazioni successive.

9. Aumento della soddisfazione del paziente:
I pazienti che si sentono ascoltati, compresi e curati in ogni dimensione del loro essere, tendono ad essere più soddisfatti della loro assistenza.

In definitiva, l'approccio olistico riflette una visione ampia della salute, riconoscendo che il nostro benessere è il prodotto di una moltitudine di fattori interdipendenti. Integrando questa visione nella pratica medica, possiamo sperare non solo di trattare le malattie, ma anche di promuovere una salute vera e duratura.

Capitolo 13

SALUTE E BENESSERE DELL'INFERMIERA DI NEUROLOGIA

Riconoscere e prevenire il burnout

Il burnout è una sindrome derivante da uno stress cronico sul lavoro che non è stato adeguatamente gestito. È particolarmente diffusa nelle professioni sanitarie, dove i lavoratori devono spesso affrontare situazioni emotivamente cariche, orari di lavoro lunghi e irregolari e una pressione costante per fornire un'assistenza di alta qualità. Riconoscere i primi segnali e mettere in atto misure preventive è fondamentale per garantire il benessere degli assistenti e la qualità dell'assistenza ai pazienti.

Riconoscere i segni del burnout:
- **Esaurimento emotivo**: sentirsi svuotati, esauriti dal lavoro, senza energia o entusiasmo per iniziare una nuova giornata.
- **Depersonalizzazione**: lo sviluppo di una sensazione di distanza o di cinismo nei confronti del lavoro, dei colleghi o dei pazienti.
- **Diminuzione del senso di realizzazione personale**: sensazione che ciò che fa sia poco importante o di nessun valore, o percezione di una diminuzione delle competenze professionali.
- **Sintomi fisici**: problemi di sonno, mal di testa, problemi digestivi, dolori muscolari e maggiore predisposizione alle malattie.
- **Cambiamenti di umore**: irritabilità, tristezza, apatia o addirittura sintomi depressivi.
- **Ritiro**: diminuzione del coinvolgimento sociale o professionale, evitamento delle responsabilità o maggiore assenza dal lavoro.

Misure preventive contro il burnout:
- **Equilibrio tra lavoro e vita privata**: incoraggiare e rispettare l'equilibrio tra lavoro e tempo personale, consentendo di recuperare e rilassarsi.

- **Supporto sociale**: creare un ambiente di lavoro in cui i colleghi si sostengono a vicenda, condividono esperienze e trovano conforto nel cameratismo.
- **Supervisione e mentoring**: per i nuovi dipendenti o per coloro che devono affrontare nuove sfide, avere un mentore o una supervisione regolare può aiutare a superare le sfide professionali.
- **Formazione sulla gestione dello stress**: può includere tecniche di rilassamento, meditazione o anche pratiche come lo yoga o il tai chi.
- **Riconoscimento e apprezzamento**: sentirsi valorizzato e apprezzato nel suo ruolo può fare un'enorme differenza nella percezione del suo lavoro.
- **Opportunità di feedback**: fornire ai dipendenti canali per esprimere le loro preoccupazioni, suggerimenti o frustrazioni.
- **Limitare gli straordinari**: garantire che il personale non sia costantemente sovraccarico di lavoro e assicurare che ci sia un tempo di recupero sufficiente tra un turno e l'altro.
- **Risorse per la salute mentale**: fornire l'accesso a servizi di consulenza o a programmi di supporto per la salute mentale per il personale.
- **Formazione continua**: investa nella formazione continua del personale per garantire che si senta competente e aggiornato nelle sue competenze.
- **Fare delle pause**: fare delle pause regolari durante la giornata per rilassarsi, prendere aria fresca o semplicemente staccare la spina per qualche minuto può essere rivitalizzante.

Riconoscere e prevenire il burnout è essenziale non solo per il benessere degli operatori sanitari, ma anche per garantire che i pazienti ricevano un'assistenza ottimale. Un caregiver esausto è meno efficace, ha maggiori probabilità di commettere errori e può potenzialmente influire sulla qualità dell'assistenza fornita. Investendo nel benessere degli assistenti, investiamo anche nella salute e nel benessere dei pazienti che assistono.

Strategie di gestione dello stress

La gestione dello stress è un elemento chiave per garantire il benessere psicofisico degli assistenti, in particolare nell'impegnativo settore della neurologia. Lo stress incontrollato può portare a una riduzione delle prestazioni, a una maggiore suscettibilità agli errori e, a lungo termine, a problemi di salute cronici. L'implementazione di strategie efficaci di gestione dello stress è quindi fondamentale per la salute degli assistenti e la qualità dell'assistenza ai pazienti.

Metodi cognitivi e comportamentali:
- **Riconoscere i propri segnali di stress**: si prenda il tempo di valutarsi regolarmente per riconoscere i primi segnali di stress. Questo le permette di agire prima che lo stress diventi opprimente.
- **Rivedere le aspettative**: Si sforzi di stabilire aspettative realistiche per sé e per gli altri, evitando la perfezione a tutti i costi.
- **Gestione del tempo**: organizzare e dare priorità ai compiti per evitare di sentirsi sopraffatti. Faccia degli elenchi, stabilisca delle priorità e deleghi, se possibile.
- **Riflettere e sfidare i pensieri negativi**: quando si trova a pensare in modo negativo, è importante sfidare questi pensieri e sostituirli con affermazioni positive.

Tecniche di rilassamento:
- **Respirazione profonda**: il semplice atto di fare diversi respiri profondi può aiutare a ridurre i sentimenti di ansia.

- **Meditazione e mindfulness**: queste tecniche la aiutano a concentrarsi sul momento presente, a ridurre i pensieri intrusivi e a rilassarsi.
- **Tecniche di visualizzazione**: immaginare un luogo o una situazione rilassante può aiutarla a rilassarsi mentalmente.
- **Esercizi di stretching**: anche alcuni semplici stiramenti possono aiutare ad alleviare la tensione muscolare.

Abitudini di vita:
- **Esercizio fisico regolare**: l'attività fisica rilascia endorfine, sostanze chimiche del cervello che agiscono come antidolorifici naturali.
- **Dieta equilibrata**: una dieta sana può aiutare a regolare l'umore e a costruire la resilienza di fronte allo stress.
- **Sonno adeguato** : Il sonno è essenziale per il recupero fisico e mentale.
- **Limiti la caffeina e lo zucchero**: questi stimolanti possono aumentare l'ansia.

Supporto sociale ed emotivo:
- **Parlare con una persona di fiducia**: discutere delle sue preoccupazioni con un collega, un amico, un familiare o un professionista può aiutare a mettere le cose in prospettiva.
- **Partecipare a gruppi di sostegno**: a volte condividere le proprie esperienze con altre persone nella stessa situazione può essere utile.
- **Tempo libero**: trovare il tempo per le attività che le piacciono può essere una boccata d'aria fresca.
- **Vacanze**: anche una breve pausa dal lavoro può aiutarla a ricaricare le batterie.
- **Sedute con un terapeuta o un consulente**: per alcune persone, parlare con un professionista può

fornire ulteriori strumenti e strategie per gestire lo stress.

Lo stress è una risposta naturale alle sfide e alle pressioni della vita quotidiana, ma gestirlo in modo efficace è essenziale per la salute e il benessere. Ognuno è diverso e ciò che funziona per una persona può non funzionare per un'altra. Quindi è importante sperimentare diverse strategie per trovare quelle che funzionano meglio per lei.

L'equilibrio vita professionale-personale

L'equilibrio tra lavoro e vita privata è una delle principali preoccupazioni di molti professionisti, in particolare in campi impegnativi come la neurologia. Non è solo una questione di benessere individuale, anche se è fondamentale, ma anche una questione di qualità dell'assistenza fornita ai pazienti. Un assistente esausto, sovraccarico di lavoro o emotivamente svuotato non può fornire la migliore assistenza possibile.

Perché l'equilibrio è così fondamentale?
In neurologia, come in molte altre aree della medicina, le giornate possono essere lunghe, i casi complessi e le emozioni elevate. C'è il dolore di vedere un paziente soffrire, lo stress di emergenze inaspettate, la pressione di tenersi aggiornati sulle ultime ricerche e tecniche e molti altri fattori che possono rendere questa professione particolarmente impegnativa.

Inoltre, al di fuori dell'ospedale o della clinica, la vita continua. Gli infermieri hanno famiglie, amici, passioni e hobby che richiedono la loro attenzione ed energia. Ignorare un aspetto della vita a favore di un altro può portare a una perdita di significato, al risentimento, all'esaurimento o persino a problemi di salute mentale.

Trovare un equilibrio:

- **Stabilire le priorità**: è essenziale determinare ciò che è veramente importante nella sua vita e dedicare tempo a queste priorità. Questo potrebbe significare rifiutare gli straordinari, delegare alcuni compiti o chiedere aiuto quando necessario.
- **Stabilire dei limiti**: è fondamentale essere chiari su ciò che è e non è disposto ad accettare al lavoro. Ciò potrebbe significare non rispondere alle e-mail di lavoro a casa o fare pause regolari durante la giornata lavorativa.
- **Prendersi cura di sé**: la cura di sé non è un lusso, ma una necessità. Questo può significare fare esercizio fisico, meditare, leggere o qualsiasi altra attività che ricarichi le batterie.
- **Chiedere aiuto**: a volte, nonostante i suoi sforzi, può essere difficile mantenere l'equilibrio. In questi casi, è essenziale cercare sostegno, sia da parte di colleghi, mentori, terapeuti o coach.
- **Sia flessibile**: la vita cambia, così come le esigenze e le priorità di una persona. È fondamentale rivedere e regolare regolarmente il suo equilibrio tra lavoro e vita privata per riflettere questi cambiamenti.

Trovare un equilibrio tra vita professionale e personale non è sempre facile, soprattutto in un campo così impegnativo come quello della neurologia. Tuttavia, con la riflessione, il sostegno e l'attenzione costante alle proprie esigenze e priorità, è possibile trovare un equilibrio che funzioni per lei e per i suoi pazienti.

Capitolo 14

SVILUPPO DELLA CARRIERA E DELLE COMPETENZE

Formazione continua in neurologia

Formazione continua in neurologia
Nella sua incessante ricerca di comprensione e miglioramento, la medicina è in continua evoluzione. In neurologia, dove si esplora uno dei sistemi più complessi del corpo umano, questa evoluzione è ancora più rapida e profonda. In questo contesto, la formazione continua non è solo raccomandata ma essenziale per tutti i professionisti, e in particolare per gli infermieri specializzati in neurologia.

La necessità di aggiornare
La neurologia, come molte altre discipline mediche, è caratterizzata da un'abbondanza di ricerche e scoperte. Che si tratti di nuove tecniche di imaging, di progressi nel trattamento delle malattie neurodegenerative o di svelare i misteri della cognizione, il campo è in continua espansione. Per gli infermieri, rimanere aggiornati significa essere in grado di offrire la migliore assistenza possibile, utilizzando le tecniche più avanzate e i trattamenti più efficaci.

Accordi di formazione continua
- **Seminari e conferenze**: questi incontri non riguardano solo l'apprendimento, ma anche la discussione e lo scambio di esperienze con colleghi ed esperti del settore.
- **Pubblicazioni specializzate**: Le riviste e i giornali di neurologia sono fonti inestimabili di informazioni sulle ultime ricerche e scoperte.
- **Workshop pratici**: queste sessioni consentono agli infermieri di familiarizzare con nuove tecniche o attrezzature.
- **E-learning**: con l'avvento delle tecnologie digitali, è ora disponibile un gran numero di moduli di formazione online, che consentono un apprendimento flessibile.

- **Certificazioni specialistiche**: ottenere una certificazione in una sottospecialità neurologica può non solo approfondire le conoscenze, ma anche migliorare la professionalità dell'infermiere.

L'importanza della curiosità professionale
Oltre alle conoscenze tecniche, la formazione continua coltiva la curiosità professionale, che è essenziale in un campo complesso come quello della neurologia. Questa curiosità incoraggia gli infermieri a fare domande, a cercare soluzioni, a mettersi in discussione e, in definitiva, a offrire un'assistenza di qualità migliore.

La formazione continua in neurologia è un approccio proattivo per rimanere all'avanguardia della disciplina. Assicura che gli infermieri non si adagino sugli allori, ma cerchino costantemente di migliorare la loro pratica, a beneficio dei loro pazienti e dell'avanzamento della loro carriera. In definitiva, nel mondo dinamico e in continua evoluzione della neurologia, l'apprendimento è davvero un viaggio senza fine.

Integrazione di nuove tecnologie

Integrazione delle nuove tecnologie in neurologia
La neurologia, come molte altre branche della medicina, è in costante evoluzione grazie all'avvento di nuove tecnologie. Queste innovazioni, che vanno dall'intelligenza artificiale ai dispositivi medici all'avanguardia, hanno trasformato in modo significativo l'assistenza ai pazienti, la diagnosi e il trattamento delle condizioni neurologiche. L'integrazione di queste tecnologie non è priva di sfide, ma apre la strada a cure più precise, più efficaci e talvolta meno invasive.

L'avvento dell'imaging avanzato
La neurologia è sempre dipesa dalle tecniche di imaging per visualizzare il cervello e il sistema nervoso. Oggi, grazie ai progressi tecnologici, tecniche come la risonanza magnetica funzionale, la tomografia a emissione di positroni (PET) e la magnetoencefalografia offrono una visione dettagliata dell'attività cerebrale, consentendo una comprensione più approfondita delle patologie.

L'era dell'intelligenza artificiale (AI)
L'AI e l'apprendimento automatico hanno trovato il loro posto in neurologia, in particolare nell'interpretazione delle scansioni cerebrali, nella previsione della progressione della malattia e nella personalizzazione dei trattamenti. Gli algoritmi possono ora rilevare sottili anomalie nelle immagini cerebrali, a volte anche prima della comparsa dei sintomi.

Telemedicina e assistenza a distanza
La pandemia COVID-19 ha incrementato l'uso della telemedicina. Per i pazienti affetti da malattie neurologiche, questo ha significato consultazioni regolari senza lo stress e la fatica di viaggiare, soprattutto per coloro che hanno una mobilità ridotta.

Dispositivi medici connessi
Dispositivi come gli elettroencefalogrammi portatili, gli indossabili che tracciano i parametri neurologici e le pompe per farmaci programmabili offrono un monitoraggio in tempo reale dei pazienti, consentendo di adattare i trattamenti alle esigenze specifiche.

Chirurgia assistita da robot
Nelle procedure delicate come la chirurgia cerebrale, i robot assistiti dall'AI forniscono una precisione senza pari, riducendo al minimo i rischi e migliorando i risultati post-operatori.

Sfide e considerazioni etiche
Se da un lato queste tecnologie offrono nuove opportunità, dall'altro comportano una serie di sfide. Le questioni della riservatezza dei dati, dell'equità di accesso alle cure e della formazione adeguata degli operatori sanitari sono al centro delle preoccupazioni. Inoltre, un'eccessiva dipendenza dalla tecnologia può rischiare di mettere in ombra l'importanza dell'esame clinico e dell'interazione umana.

L'integrazione delle nuove tecnologie in neurologia è un viaggio entusiasmante, che offre incredibili opportunità di migliorare l'assistenza ai pazienti. Per gli infermieri, questo significa formazione, adattamento e curiosità costanti. Ma con questi strumenti a portata di mano, il potenziale per fornire un'assistenza superiore non è mai stato così grande.

L'importanza della ricerca in neurologia per infermieri

L'importanza della ricerca neurologica per gli infermieri
La ricerca in neurologia è una dinamica in costante evoluzione, che cerca di demistificare le complessità del sistema nervoso, di chiarire i meccanismi delle malattie neurologiche e di sviluppare nuovi trattamenti e interventi. Per gli infermieri di neurologia, la ricerca è molto più di una semplice notizia scientifica: è un pilastro essenziale della pratica clinica e un fattore chiave per migliorare l'assistenza ai pazienti.

Informare la pratica clinica
Le scoperte della ricerca forniscono prove scientifiche per guidare l'assistenza infermieristica. Offrono risposte basate sull'evidenza circa i migliori interventi, le nuove terapie e persino i modi migliori per comunicare con i pazienti. Impegnandosi nella ricerca, gli infermieri possono

perfezionare la loro pratica per fornire un'assistenza più efficace e incentrata sul paziente.

Anticipare e adattarsi al cambiamento
Il campo della neurologia è in rapida evoluzione. Gli infermieri che sono aggiornati sulla ricerca attuale sono più preparati ad anticipare le esigenze future dei loro pazienti, ad adattarsi a nuovi protocolli e a integrare nuove tecnologie o metodi di trattamento.

Migliorare la qualità dell'assistenza
La ricerca fornisce informazioni cruciali sui risultati dei pazienti, consentendo di identificare le pratiche migliori, di riconoscere le aree di miglioramento e di avviare i cambiamenti per migliorare la qualità e la sicurezza delle cure.

Contribuire alla professione
Gli infermieri non sono solo consumatori della ricerca, ma possono anche svolgere un ruolo chiave nella sua realizzazione. Partecipando a studi, raccogliendo dati o addirittura avviando progetti di ricerca, gli infermieri contribuiscono al progresso della professione, arricchendo così le conoscenze infermieristiche in neurologia.

Difendere i pazienti
Una conoscenza approfondita della ricerca consente agli infermieri di difendere le esigenze e gli interessi dei pazienti. Possono consigliare i trattamenti più appropriati, educare i pazienti sulle opzioni disponibili e persino influenzare le politiche e le pratiche all'interno delle istituzioni mediche.

La ricerca in neurologia è preziosa per gli infermieri. Rafforza la loro pratica, li equipaggia per un'assistenza ottimale e li posiziona come attori principali nel miglioramento delle cure neurologiche. Abbracciando la ricerca e impegnandosi attivamente in questa ricerca di conoscenza, gli infermieri di neurologia non si limitano a stare al passo con il progresso, ma lo plasmano.

Capitolo 15

TESTIMONIANZE E CASI DI STUDIO

Casi di studio
Esperienze degli infermieri di neurologia

1. Una connessione inaspettata:
Sarah, una giovane infermiera di neurologia, è stata assegnata al signor Dupont, un uomo di 60 anni a cui è stata recentemente diagnosticata la malattia di Parkinson. Nonostante i tremori e la rigidità, ciò che colpiva maggiormente Sarah era l'isolamento emotivo del signor Dupont. Un giorno, portò una vecchia chitarra e incoraggiò il signor Dupont a suonare, ricordando che le aveva parlato del suo amore per la musica. Le sessioni musicali sono diventate una routine, non solo aiutando il signor Dupont a migliorare le sue capacità motorie fini, ma anche a riconnettersi con una passione dimenticata, riducendo così i suoi sintomi depressivi.

2. L'importanza dell'ascolto:
Marc, un infermiere esperto, si occupava della signora Lefevre, affetta da sclerosi multipla avanzata. Una mattina, quando sembrava particolarmente distratta, Marc si sedette accanto a lei, tenendole la mano. Dopo un lungo silenzio, la signora Lefevre ha confidato la sua paura di diventare un peso per la sua famiglia. Prendendo il tempo necessario per ascoltare e rassicurare, Marc è stato in grado di organizzare delle sessioni di terapia familiare per affrontare queste preoccupazioni, rafforzando così il legame familiare.

3. Un segno sicuro:
Élise è sempre stata brava a osservare i piccoli dettagli dei suoi pazienti. Un giorno, mentre faceva il giro delle stanze, notò un leggero abbassamento del viso del signor Bernard, un paziente altrimenti sano. Riconoscendo questo come un potenziale segno di ictus, ha immediatamente allertato il team medico. Le sue azioni rapide hanno portato a un intervento immediato, minimizzando i danni cerebrali e

dando al signor Bernard una migliore possibilità di recupero.

4. Scoprire una vocazione :
Julien, inizialmente infermiere di cardiologia, è stato temporaneamente trasferito in neurologia a causa della carenza di personale. Durante il periodo trascorso lì, è stato profondamente colpito dalla complessità dell'assistenza e dalla sfida intellettuale della comprensione del sistema nervoso. Un paziente affetto da epilessia, in particolare, lo ha ispirato con la sua resilienza. Di fronte a un attacco epilettico inaspettato, Julien ha seguito le procedure, rassicurando il paziente per tutto il tempo. Questa esperienza lo ha portato a specializzarsi in neurologia, riconoscendo la profondità e la ricchezza di questa specialità.

Ogni giorno, gli infermieri di neurologia affrontano sfide che richiedono non solo competenze cliniche, ma anche profonda compassione, ascolto attivo e adattabilità. Questi casi di studio mostrano la profondità del loro impatto, facendo la differenza nella vita dei pazienti attraverso semplici gesti, un'attenta osservazione o un'azione decisiva.

Lezioni da situazioni complesse

Il reparto di neurologia, con i suoi misteri e le sue sfide, offre molte situazioni che mettono alla prova le capacità, la resilienza e l'empatia degli assistenti. Queste situazioni, sebbene difficili, offrono anche lezioni preziose per gli infermieri. Ecco alcuni insegnamenti tratti da questi momenti complessi.

1. Ogni paziente è unico:
Quando Caroline ha iniziato a lavorare in neurologia, ha imparato rapidamente che due pazienti con la stessa malattia possono reagire in modo molto diverso. Un paziente con Parkinson può essere ottimista e combattivo, mentre un altro può sprofondare nella depressione. La lezione? È fondamentale affrontare ogni paziente come un individuo e personalizzare l'assistenza.

2. La pazienza è essenziale:
Alexandre, un infermiere, ha avuto difficoltà a comunicare con un paziente affetto da afasia a seguito di un ictus. Dopo diversi tentativi frustranti di comprendere le esigenze del paziente, Alexandre ha capito che doveva rallentare, essere paziente e usare metodi non verbali per stabilire un legame. Questa esperienza gli ha insegnato l'importanza della pazienza in neurologia, dove i deficit di comunicazione sono comuni.

3. L'importanza del lavoro di squadra:
Sophie si è trovata sopraffatta da un paziente con sclerosi multipla i cui sintomi stavano peggiorando rapidamente. Si è subito resa conto che non poteva gestire tutto da sola. Lavorando a stretto contatto con neurologi, fisioterapisti e assistenti sociali, Sophie è stata in grado di creare un piano di assistenza integrativa per il paziente. La lezione? La collaborazione interdisciplinare è essenziale per soddisfare le esigenze complesse dei pazienti neurologici.

4. La flessibilità è un punto di forza:
Quando Éric si è trovato di fronte a un paziente con epilessia le cui crisi non rispondevano ai farmaci abituali, ha dovuto adattare rapidamente il suo approccio. Lavorando con l'équipe medica, ha esplorato altre opzioni terapeutiche e ha modificato il regime di farmaci. Questo ha rafforzato la convinzione di Éric che la flessibilità e l'adattabilità sono fondamentali in neurologia.
5. La dignità viene prima di tutto:

Nadine ricorda una paziente con Alzheimer che aveva difficoltà a svolgere compiti semplici. Invece di svolgere questi compiti da sola, Nadine si è presa il tempo di guidare pazientemente la paziente, preservando la sua dignità e indipendenza. Ha imparato che anche nei momenti più difficili, è essenziale trattare ogni paziente con rispetto e dignità.

La neurologia è un campo in cui le incertezze abbondano e gli infermieri si trovano spesso ad affrontare situazioni in cui non ci sono risposte chiare. Tuttavia, queste sfide offrono anche l'opportunità di imparare e crescere come professionista sanitario, rafforzando la capacità di fornire un'assistenza eccezionale, anche nelle situazioni più complesse.

Aneddoti e momenti di ispirazione

Il mondo della neurologia non è solo pieno di misteri e sfide, ma anche di momenti toccanti e stimolanti. Questi aneddoti, spesso provenienti dal cuore del reparto di neurologia, ci ricordano perché tanti infermieri sono appassionati di questo settore.

1. Il ballo di Jeanne :
Jeanne, 70 anni, soffriva del morbo di Parkinson da diversi anni. Nonostante la rigidità e i tremori, parlava spesso con nostalgia della sua passione per il ballo. Un giorno, una delle sue infermiere, Léa, mise una canzone della sua epoca e le offrì la mano. Insieme, hanno ballato nel corridoio dell'ospedale. Jeanne, con gli occhi che brillavano, ha dimostrato che la malattia non può sempre rubare la gioia.

2. Il sorriso di Samuel :

Samuel, un giovane di 25 anni, si stava riprendendo da un grave incidente stradale. Era diventato tetraplegico. Ogni giorno, Sarah, la sua infermiera, lo incoraggiava con esercizi e conversazioni. Una mattina, Samuel ha mosso l'alluce. Questo piccolo movimento, che simboleggia la speranza e il potenziale di recupero, è stato celebrato con lacrime e risate da tutto il reparto.

3. Il taccuino di Lucie :

Lucie, che aveva un tumore al cervello, sapeva che avrebbe perso gradualmente la memoria. Piuttosto che arrendersi alla tristezza, ha deciso, con l'aiuto della sua infermiera Claire, di creare un quaderno. Ogni giorno, annotavano ricordi, storie e foto. Il quaderno è diventato un tesoro per Lucie e la sua famiglia, conservando momenti preziosi nonostante la sua malattia.

4. Il ritorno della voce :

A seguito di un ictus, Marc aveva perso la capacità di parlare. Comunicava con frustrazione attraverso gesti e sguardi. La sua infermiera, Fatima, ha lavorato instancabilmente con lui, utilizzando esercizi di logopedia e persino riproducendo registrazioni della sua stessa voce. Un giorno, Marc sussurrò un semplice "grazie". Quella parola carica di emozioni fu l'inizio del suo percorso di guarigione.

5. Amicizia inaspettata :

Due pazienti, Pierre e Ahmed, uno affetto dalla malattia di Alzheimer e l'altro dalla sclerosi multipla, sono diventati amici in una stanza condivisa. Nonostante le differenze culturali e la barriera linguistica, hanno trovato conforto l'uno nell'altro. Ridevano, giocavano a carte e si sostenevano a vicenda. La loro amicizia ha ricordato a tutto il personale che la compassione e la comprensione trascendono tutte le barriere.

Storie di trionfi grandi e piccoli, momenti di tenerezza e resilienza umana punteggiano il viaggio di ogni infermiere di neurologia. Questi aneddoti ci ricordano l'importanza dell'empatia, della perseveranza e della speranza nel mondo medico, e rafforzano il desiderio di fornire assistenza con cuore e passione.

Capitolo 16

CONCLUSIONE E PROSPETTIVE FUTURE

L'impatto del progresso tecnologico e approccio scientifico alla neurologia

All'alba del XXI secolo, il campo della neurologia ha assistito a una serie di scoperte mozzafiato, tutte rese possibili dal progresso tecnologico e scientifico. Questi progressi non solo hanno cambiato il modo in cui comprendiamo il cervello, ma hanno anche influenzato gli approcci al trattamento e alla cura dei pazienti.

1. Neuroimaging :
L'avvento di tecniche di imaging avanzate come la risonanza magnetica funzionale (fMRI) e la tomografia a emissione di positroni (PET) ha rivoluzionato la nostra comprensione del cervello in azione. Questi strumenti hanno permesso ai medici di 'vedere' l'attività cerebrale in tempo reale, di identificare aree specifiche del cervello responsabili di diverse funzioni e di rilevare anomalie in fasi molto precoci della malattia.

2. Neuromodulazione :
Dispositivi come gli stimolatori cerebrali profondi, inizialmente sviluppati per trattare la malattia di Parkinson, hanno mostrato un potenziale nel trattamento di altre condizioni neurologiche, come il disturbo ossessivo-compulsivo o la depressione resistente. Questi interventi, che modificano l'attività elettrica del cervello, possono migliorare la qualità di vita dei pazienti laddove i farmaci hanno fallito.

3. Telemedicina :
Con la crescita esponenziale della tecnologia digitale, la telemedicina ha permesso ai neurologi di raggiungere i pazienti in aree remote, offrendo consulti, follow-up e persino alcune forme di terapia a distanza. Questo è particolarmente prezioso per i pazienti con malattie

degenerative che hanno difficoltà a viaggiare frequentemente.

4. Genetica e medicina personalizzata :
La capacità di sequenziare il DNA a costi accessibili ha aperto la strada a trattamenti più personalizzati in neurologia. Si stanno sviluppando terapie geniche mirate per malattie come la distrofia muscolare e alcune forme di cecità genetica.

5. Interfacce cervello-macchina (BMI) :
Questi dispositivi, ancora agli inizi, promettono di trasformare la vita dei pazienti paralizzati. Permettono di trasformare l'attività cerebrale in comandi per dispositivi esterni, consentendo a un paziente tetraplegico, ad esempio, di controllare un esoscheletro o un computer semplicemente pensando.

L'intersezione tra il progresso tecnologico e la scienza neurologica ha portato a un'era di ottimismo e innovazione. Oltre a migliorare l'accuratezza diagnostica e terapeutica, questi progressi stanno aumentando la speranza di curare malattie un tempo considerate incurabili. Per gli infermieri e per tutti gli operatori sanitari, questo significa formazione continua, adattamento a nuovi strumenti e metodi, ma soprattutto un'opportunità senza precedenti di migliorare la vita dei pazienti.

Visione futura del ruolo dell'infermiere in neurologia

Il panorama medico globale sta subendo un cambiamento senza precedenti e il campo della neurologia non fa eccezione. Con l'avanzamento della tecnologia e l'espansione della nostra conoscenza del cervello, anche il ruolo dell'infermiere neurologo si sta evolvendo.

All'orizzonte, possiamo prevedere diverse tendenze che influenzeranno questo ruolo.

1. Formazione continua e training :

Nell'era dell'informazione, l'apprendimento non si ferma mai. Gli infermieri dovranno essere all'avanguardia delle nuove scoperte e tecnologie, richiedendo una formazione continua e aggiornamenti regolari sulle ultime tecniche, farmaci e procedure.

2. Aumento della specializzazione:

Come la medicina, anche l'assistenza infermieristica vedrà probabilmente un aumento della sub-specializzazione. Gli infermieri specializzati in aree specifiche della neurologia, come i disturbi del movimento, le malattie degenerative o le condizioni pediatriche, potrebbero diventare comuni.

3. Integrazione tecnologica :

Gli infermieri utilizzeranno sempre più tecnologie nella loro assistenza, dal monitoraggio remoto dei pazienti all'uso di applicazioni e dispositivi per migliorare la qualità di vita dei pazienti. Questa integrazione richiederà sia la padronanza tecnica che la capacità di adattarsi a nuovi strumenti.

4. Collaborazione interdisciplinare:

L'infermiere di neurologia lavorerà sempre più spesso con un team eterogeneo: neurologi, terapisti, assistenti sociali e persino ingegneri biomedici. Questa collaborazione interdisciplinare sarà essenziale per garantire un'assistenza completa al paziente.

5. Ruolo ampliato nella ricerca :

Gli infermieri avranno l'opportunità, e in alcuni casi la responsabilità, di partecipare attivamente alla ricerca clinica. La loro interazione diretta e continua con i pazienti li rende osservatori privilegiati degli effetti dei trattamenti e delle esigenze di assistenza non soddisfatte.

6. Assistenza olistica e preventiva:
Con una migliore comprensione dei fattori sociali, ambientali e genetici che influenzano le malattie neurologiche, gli infermieri svolgeranno un ruolo maggiore nella prevenzione delle malattie e nella promozione della salute, adottando un approccio olistico che tenga conto dell'intera persona.

La neurologia, come tutte le aree della medicina, è in continua evoluzione. Gli infermieri, in quanto pilastro centrale del sistema sanitario, devono adattarsi ed evolversi di conseguenza. Sebbene le sfide siano molte, il futuro promette anche vaste opportunità per gli infermieri di rafforzare il loro impatto, ampliare le loro competenze e svolgere un ruolo chiave nel migliorare la qualità di vita dei pazienti neurologici.

Incoraggiare la prossima generazione

La neurologia, una delle aree più affascinanti e in continua evoluzione della medicina, promette grandi opportunità per la prossima generazione di infermieri. Ma, come per ogni professione impegnativa, è essenziale incoraggiare, ispirare e sostenere gli aspiranti infermieri di neurologia a raggiungere il loro pieno potenziale.

1. Incoraggiare la passione e la curiosità:
Ogni futuro infermiere di neurologia porta dentro di sé la passione per la comprensione del complesso funzionamento del sistema nervoso. Questa passione, unita a un'insaziabile curiosità, è la pietra angolare del successo in questo campo. Incoraggiamoli a fare domande, a proseguire la formazione e a non smettere mai di imparare.

2. Evidenziare i successi:

Le storie ispiratrici di infermieri che hanno fatto la differenza nella vita dei loro pazienti, che sono stati coinvolti in scoperte rivoluzionarie o che hanno semplicemente superato sfide personali, possono servire da modello per i giovani. Queste storie dimostrano che, nonostante gli ostacoli, l'impatto positivo è a portata di mano.

3. Fornire un solido tutoraggio:

Il valore di un mentore nel percorso professionale di un infermiere non può essere sottovalutato. I mentori possono offrire consigli, condividere esperienze e guidare i giovani infermieri attraverso le complessità della neurologia.

4. Abbracciare la tecnologia :

La generazione di oggi è nata in un mondo digitale. Integrando le tecnologie innovative nella formazione e nella pratica, possiamo non solo migliorare l'assistenza, ma anche attrarre e mantenere l'interesse dei giovani infermieri.

5. Offrire opportunità di sviluppo professionale:

Workshop, seminari, borse di studio e stage possono fornire agli aspiranti infermieri gli strumenti e le competenze necessarie per eccellere. Tali opportunità possono anche dare loro un'idea delle varie specializzazioni possibili in neurologia.

6. Rafforzare il senso di appartenenza:

Creare un ambiente in cui tutti si sentano valorizzati, sostenuti e ascoltati. Incoraggiare il sostegno reciproco, la collaborazione e la condivisione di esperienze all'interno della comunità infermieristica.

La nuova generazione di infermieri di neurologia ha il potenziale per superare i limiti di ciò che sappiamo e di ciò che possiamo ottenere nell'assistenza. Come professionisti sanitari, educatori e mentori, è nostro dovere incoraggiare, sostenere e ispirare queste giovani menti brillanti. La neurologia di domani dipende dai semi che piantiamo oggi.

Glossario dei termini medici

Questo glossario non è esaustivo ed è solo a scopo illustrativo. Per una copertura completa, saranno necessarie ulteriori ricerche e collaborazioni con esperti medici.

1. Afasia: un disturbo che colpisce la capacità di parlare o di comprendere il linguaggio, spesso a seguito di un danno cerebrale.

2. Atrofia: riduzione delle dimensioni o del volume di una parte del corpo, qui spesso utilizzata per descrivere una riduzione delle dimensioni del cervello o delle sue parti.

3. Asse: estensione dei neuroni utilizzata per condurre gli impulsi nervosi.

4. Demenza: declino progressivo delle capacità cognitive, che interferisce con la vita quotidiana.

5. Disartria: difficoltà ad articolare le parole a causa della debolezza muscolare.

6. EEG (Elettroencefalogramma) : Un test che misura l'attività elettrica del cervello.

7. Encefalopatia: termine generale per indicare una malattia che colpisce la funzione o la struttura del cervello.

8. Emiparesi: debolezza o paralisi di un lato del corpo.

9. RM (Risonanza Magnetica) : Tecnica di imaging utilizzata per visualizzare l'interno del corpo, in particolare il cervello.

10. Meningi: membrane che avvolgono il cervello e il midollo spinale.

11. Neurone: cellula nervosa specializzata nella trasmissione di informazioni.

12. Neurotrasmettitore: sostanza chimica che trasmette gli impulsi nervosi tra i neuroni.

13. Paresi: riduzione della mobilità muscolare, che va dalla debolezza alla paralisi.

14. Sinapsi: zona di giunzione tra due neuroni dove vengono trasmessi gli impulsi nervosi.

15. CT (tomografia computerizzata): tecnica di imaging che utilizza i raggi X per ottenere immagini dettagliate del corpo.

16. Tremore: movimento ritmico involontario di una parte del corpo.

17. Ventricoli: cavità del cervello che contengono il liquido cerebrospinale.

18. Mielina: guaina che circonda alcuni assoni, facilitando la trasmissione degli impulsi nervosi.

19. Placca: accumulo anomalo di proteine nel cervello, spesso associato alla malattia di Alzheimer.

20. Sclerosi: Indurimento o cicatrizzazione dei tessuti, come nella sclerosi multipla, dove la mielina del sistema nervoso centrale viene attaccata.

Questo glossario potrebbe essere arricchito dall'aggiunta di altri termini importanti specifici della neurologia o della pratica infermieristica neurologica. La collaborazione con gli specialisti del settore sarebbe essenziale per garantire l'accuratezza e la completezza.

Ulteriori letture e risorse

La formazione continua e l'autoistruzione sono essenziali per l'infermiere di neurologia, al fine di tenersi aggiornato sulle pratiche, le scoperte e le tecnologie più recenti. Ecco un elenco di risorse e letture consigliate, che possono essere utilizzate come punto di partenza per arricchire le sue conoscenze:

Libri di riferimento :
Neurologia per infermieri di Jane Williams - Un'esplorazione completa delle malattie neurologiche, adattata alla pratica infermieristica.

Le basi delle neuroscienze di Mark F. Bear, Barry W. Connors, Michael A. Paradiso - Un'introduzione approfondita alle neuroscienze di base.

Riviste specializzate:
The Journal of Neuroscience Nursing - Pubblica articoli sulla ricerca attuale, sulla pratica basata sull'evidenza e su casi specifici nell'ambito dell'infermieristica delle neuroscienze.

Neurology Clinical Practice - Presenta articoli sulla pratica clinica in neurologia, compreso il nursing.

Siti web :
World Federation of Neuroscience Nurses (WFNN) - Un'organizzazione che sostiene gli infermieri di neuroscienze in tutto il mondo.

American Association of Neuroscience Nurses (AANN) - Fornisce risorse, formazione e informazioni sulle ultime ricerche.

Webinar e corsi online :
Revisione della certificazione infermieristica in neurologia - Un corso progettato per aiutare gli

infermieri a prepararsi per la certificazione in neurologia.

Coursera & edX - Queste piattaforme offrono corsi su una varietà di argomenti, tra cui neurologia e infermieristica.

Conferenze e seminari :

Riunione annuale dell'Associazione Europea degli Infermieri di Neuroscienze (EANN) - Un'opportunità per imparare, fare rete e scoprire le ultime tendenze della neurologia.

Conferenza internazionale sulle malattie d i Alzheimer e Parkinson - Un'importante conferenza per coloro che sono interessati alle malattie degenerative.

Altri :

Manuale di protocolli neurologici per infermieri - Una guida pratica alla gestione quotidiana dei pazienti neurologici.

Podcast di neurologia - Un modo moderno per imparare in movimento. Esistono diversi podcast dedicati alla neurologia, alle sue scoperte e alla pratica clinica.

Ecco un elenco di risorse e letture consigliate per gli infermieri **di neurologia nel mondo francofono**:

Libri di riferimento :

Précis de neurologie di Paul Macé - Un'esplorazione completa delle malattie neurologiche, su misura per gli operatori sanitari.

Fondements des neurosciences di Bernard Bioulac e Michel Pêlegrini-Issac - Un'introduzione dettagliata alle neuroscienze.

Pratica infermieristica in neurologia - Una guida dedicata specificamente alla pratica infermieristica in ambito neurologico.

Riviste specializzate:

Revue Neurologique - Rivista clinica e scientifica dedicata alle neuroscienze.

La Lettre du Neurologue - Newsletter incentrata sulle novità e i progressi nel campo della neurologia.

Siti web :

Société Française de Neurologie (SFN) - Fornisce risorse, notizie, formazione e informazioni sulle ultime ricerche in neurologia.

Association des Neurologues Libéraux de Langue Française (ANLLF) - Risorse e notizie per neurologi e professionisti associati.

Webinar e formazione online :

Université Numérique Francophone Mondiale - Questa piattaforma offre moduli di formazione dedicati agli operatori sanitari, compresi i professionisti della neurologia.

Corsi di infermieristica online - Molte istituzioni francofone offrono MOOC e altri corsi di formazione a distanza per infermieri.

Conferenze e seminari :

Congresso della Società Francese di Neurologia - Un evento annuale che riunisce molti professionisti del settore.

Journées de Neurologie de Langue Française - Conferenze, workshop e presentazioni sulle ultime scoperte e pratiche in neurologia.

Altri :

Manuali di protocollo e guide pratiche dedicate all'assistenza neurologica - Alcune case editrici specializzate nel settore sanitario producono regolarmente libri pratici per gli infermieri.

Podcast sulla neurologia in francese - Sempre più piattaforme offrono contenuti audio su argomenti medici, in modo da poter imparare in movimento.

Si consiglia anche di aderire alle associazioni professionali, che spesso offrono risorse, formazione e opportunità di networking per i professionisti. Infine, l'importanza dell'esperienza sul lavoro non può essere sottovalutata; lavorare a stretto contatto con mentori e colleghi esperti è un modo eccellente per imparare e crescere professionalmente.